理系の
パラグラフ
ライティング

著●高橋良子
野田直紀
E.H.Jego
日台智明

レポートから英語論文まで

論理的な文章作成の必須技術

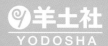

羊土社
YODOSHA

はじめに

　本書は、**パラグラフライティング**についての本です。

　パラグラフという言葉を聞いたことがある人は多いと思います。それでは、パラグラフライティングとは単にパラグラフを書く、という意味でしょうか。

　確かに本書ではパラグラフの書き方を解説しますし、実際にパラグラフを書いたりもします。

　しかし、本書でお伝えしたいことはそれだけではありません。

パラグラフライティングとは?

　パラグラフライティングとは、論文やレポートなどのアカデミッククライティングを、英語で書く技術（スキル）を向上させる方法です。

　パラグラフライティングでは、パラグラフをすべての英語アカデミックライティングの最小単位と考えます。1つのパラグラフを適切に書くことができれば、パラグラフの数を増やしていくことで、論文やレポートといった長いアカデミックライティングも、適切に書くことができるようになるのです。

　パラグラフライティングでいうパラグラフは、多分、皆さんが漠然と考えているパラグラフとは異なるのではないかと思います。

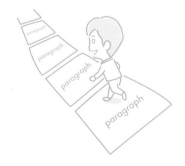

パラグラフライティングのパラグラフには、厳密な**構造**が定められています。そして、その構造に含まれる**要素**についても詳細な決まりがあります。パラグラフライティングのパラグラフを初めて知った人は、面倒で窮屈なものだと感じるかもしれません。

　パラグラフライティングはなぜ、私たちのアカデミックライティングの技術^{スキル}を向上させることができるのでしょうか。

　理由は3つあります。

　第一に、パラグラフライティングはアカデミックライティングにまだ慣れていない人が進むべき「最初の一歩」を示してくれます。構造と要素を重視するパラグラフライティングでは、まず構造という「枠」を作り、その枠のなかに要素という「ピース」をあてはめていくと自動的にパラグラフができあがります。このようにして書いたパラグラフをいくつか並べれば、1つのアカデミックライティングを完成させることができるのです。もちろん、これだけで質の高いアカデミックライティングができるわけではありませんが、アカデミックライティングの最初の一歩を踏み出せず途方に暮れている人にとっては、パラグラフライティングは心強い味方になってくれます。

　第二に、パラグラフライティングの練習を重ねると、効率的に、そして確実にアカデミックライティングの技術^{スキル}を磨くことができます。アカデミックライティングの上達には慣れが必要ですが、ただ大量に書けばいいわけではありません。どれほどたくさん書いても修正すべきポイントがわからなければ、上達までにとてつもない時間がかかってしまったり、まったく上達しない可能性もあります。パラグラフライティングの手法に従えば、たとえば、**トピックセンテンス**や**サポート**とよばれるパラグラフの要素の質を上げるといったピンポイントの努力によって、着実にアカデミックライティングの技術^{スキル}を向上させることができます。

　第三に、パラグラフライティングは思考力を鍛えます。構造と要素を重視するパラグラフライティングは、最初は思考をしばる窮屈な型だと感じられるかもしれません。しかし、書き手である自分自身でさえもとらえきれていない、頭の中のあやふやでバラバラなアイデアたちをパラグラフライティングの構造にあわせて整理し、余分な要素を削り、不足している要素を付け足していくと、思考そのものが変化し、思考力が育成されていきます。思考力が育てば、アカデミックライティングの内容の質も上がっていきます。

　これら3つの理由で、パラグラフライティングはアカデミックライティングの技術（スキル）の向上に役に立つのです。

著者について

　本書は日本大学医学部で教育に携わる4人が執筆しました。アカデミックライティング教育に興味のある者が集まり、「医学英語ライティング教育」というタイトルで学内学会誌の『日大医学雑誌』に投稿したシリーズが事の始まりです。このシリーズを読んだ医学部内の研究者から「役に立つ」とお褒めの言葉をいただき、連載は11回（2019年10月〜2022年4月）におよびました。こちらの11回の連載論文はインターネット（https://www.jstage.jst.go.jp/browse/numa/-char/ja）からダウンロードできますので、興味のある方は読んでみてください。

　高橋良子は英語の教員です。英語アカデミックライティング教育と医学英語教育が専門です。本書では主に、パラグラフライティングの説明を担当しました。

　野田直紀は生物学を教えています。本書では、例文・実験レポートを担当しました。例文には、本人の研究や趣味を反映したものもあります。

E. H. Jego は医療英語を教えています。大学院では、パラグラフライティングや医療英語のコースの責任者です。本書では主に、翻訳ツールや生成型AIの使い方について説明し、英文校正も担当しました。

　　日台智明 は生理学を教えています。大学院では、研究を指導したり、パラグラフライティングのコースを担当したりしています。大学院生に教えた経験をもとに例文を書いてみました。

本書の構成

　　本書は以下の5章から成っています。

　　まず1章では、アカデミックライティングとパラグラフライティングの関係を整理します。

　　2章では、パラグラフライティングの基礎を確認します。

　　3章では、パラグラフライティングの手法で実際にパラグラフを書いてみます。また、書いたパラグラフを推敲します。

　　4章では、パラグラフライティングを皆さんが論文やレポートでよく書くIMRAD形式に応用します。

　　最後に5章では、パラグラフを英語にする時に注意すべきことや、助けになる翻訳ツールと生成型AIとの付き合い方を紹介します。

※　本書中の例文は、パラグラフの説明がわかりやすくなるように作成したものもあります。

理系の パラグラフ ライティング
レポートから英語論文まで論理的な文章作成の必須技術

目次

3章 パラグラフを 書いてみる

4章 パラグラフライティングを IMRAD形式に応用する

5章 英語で パラグラフを書く

1章

アカデミック
ライティングと
パラグラフ
ライティング

パラグラフライティングはアカデミックライティングの手法ですが、そもそも「アカデミックライティング」とはどのようなものでしょうか。

1章では、パラグラフライティングをはじめる前に、まずはアカデミックライティングとパラグラフライティングの関係を見ていきます。

書き、それを後から英語で書き直すと、レベルの高いアカデミック
ライティングを行うことができますので、日本語も積極的に使って
いきましょう。もちろん、英語で自由に思考ができるのであれば、
最初から英語で書いても構いません。

　アカデミックライティングには次の❶〜❸の3つの特徴があり
ます。

❶ 見出した普遍的な真理や法則を論理的に述べることを最終目的としている

　アカデミックライティングは、研究や学問に関して行われるライ
ティングですが、研究や学問の最終的な目的は、具体的な事象から
普遍的な真理や法則を見出すことだといえます。アカデミックライ
ティングは、そのような研究や学問の最終的な目的を達成するため
に役に立つライティングです。

❷ 「型」がある

　アカデミックライティングは、型に従って書くことが必要です。
つまり、小説や日記などのように自分の好きなスタイルで書くこと
はできないのです。求められている型を無視して書いてしまったラ
イティングは、アカデミックライティングと認められないこともあ
ります。

③ 「技術(スキル)」が必要で、この技術(スキル)を習得するためには教育と練習が必要

　研究者、大学院生、大学生であれば、「アカデミックライティングができて当然」といわれることがあります。しかし、アカデミックライティングは誰もが、自然にできるものではありません。

　日本の公教育では、伝統的に国語科と英語科がライティング教育を担ってきました。国語科では、生徒が自分の生活や感情について「ありのままに」書くように指導されます。一方、英語科では英文法に関する理解を確認する手段として英文和訳や和文英訳を行ったり、短い英文を書くことをライティング教育とよんできました。これらのライティング教育によって、日常的な出来事や自分の感情について日本語や英語で書くことができるようになったとしても、自分の考え、意見、主張を読み手に伝えることを目的とするアカデミックライティング能力を身につけることはできません。日本の公教育で行われているライティング教育は、アカデミックライティングの技術(スキル)としての側面を無視しています。

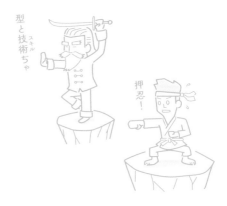

　これに対し欧米では、アカデミックライティングが技術（スキル）であることがはっきりと認識されていて、公教育でその技術（スキル）を技術（スキル）として直接的、積極的に教育します。たとえばアメリカでは、小学校から大学院まで一貫して、アカデミックライティング教育が行われています（→コラム①）。英語を母語とする学生にとっても、英語を単に流暢に操る能力とアカデミックライティングを行う能力とは異なると考えられているのです。アカデミックライティング能力は天賦の才能などではなく、教育と練習により習得しなければならない技術（スキル）です。逆にいえば、特別な才能がない人でも教育を受け、練習を重ねれば必ず習得できるのがアカデミックライティングの技術（スキル）なのです。

アメリカのアカデミックライティング教育

　アカデミックライティングは技術[スキル]ですから、教育を受け、練習を重ねて習得するものです。ここでは、アメリカのアカデミックライティング教育について、アメリカで中学・高校に通った私の経験をお話しします。

　アメリカでのアカデミックライティング教育は、小学校からはじまります。ライティング教育の内容は日記のようなものですが、最初に必ず「自分が一番言いたいこと」を書くように指導されます。つまり、トピックセンテンスを書く練習がはじまるのです。

　中学校でもライティングの授業が続きます。ライティングの「授業」といっても、ライティングだけを学ぶ独立した授業があるわけではなく、日本での「国語」にあたる「英語」の授業にライティング教育が組み込まれています。それだけではなく、社会や理科、数学の授業でもライティングの宿題が出て、試験も論述形式であることが多いです。

　高校になると、「パラグラフ」や「トピックセンテンス」、「サポート」といったパラグラフライティングの専門用語を使ったアカデミックライティング教育がはじまります。中学校までと異なるのは、リーディングとライティングが組み合わされることでした。英語の授業でシェークスピアなどの有名な文学作品を読むと、その後に必ずその作品を分析するライティング課題が出るのです。そのライティングはパラグラフライティングで書かれていなければいけません。私が今でも忘れられない課題は「シェークスピアの『ベニスの商人』の登場人物のなかでもっとも邪悪だと考えられるのは誰か」です。英語以外の授業でもますますライティング課題、ライティング試験が増えていきます。この時点ですでにパラグラフライティングの基礎ができているのが当然で、パラグラフライティングの型を守っていなければ中身を読んでもらえないことすらありました。

　アメリカにおけるライティング教育の最後の「壁」は、大学1年生の時に出現します。「フレッシュマン（＝アメリカの大学の1年生）ライティング」という授業があり、これはすべての1年生が履修しなければいけません。とても厳しい授業で、単位を落とす学生がたくさんいました。この授業の単位を取れなければ、専攻を決めたり（アメリカでは日本と違い、入

学前には専攻は決まっていません）、進級することができないので、学生は必死です。無事専攻が決まってからも、やはり専門科目の授業でもパラグラフライティングができなければ単位を取ることはできませんでした。

　このようにアメリカ人は長い時間をかけてアカデミックライティングを学ぶのですが、それはアカデミックライティングが技術（スキル）だと考えられているからです。私はアメリカでアカデミックライティングの訓練を受けましたが、だからといって私の英語力がネイティブスピーカーのようになったわけではありません。言語を操る能力は技術（スキル）とだけは言い切れない部分があるからです。しかし、技術（スキル）であるアカデミックライティングについては、受けた訓練の分だけ力がついたと感じています。

（高橋良子）

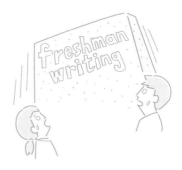

1-2
パラグラフライティング とは?

アカデミックライティングについてはわかりました。では、パラグラフライティングって何ですか?

パラグラフライティングとは、アカデミックライティングの技術（スキル）を習得する方法であり、アカデミックライティングを行う際の文章作法でもあります。

　本書のテーマであるパラグラフライティング（Paragraph Writing）は、主にアメリカで学生がアカデミックライティングの技術（スキル）を習得するために使用されている方法です。また、パラグラフライティングを学んだ人が、パラグラフライティングの規則に従いながら実際にアカデミックライティングを行う時、パラグラフライティングは文章作法となります。つまり、パラグラフライティングは単にパラグラフという成果物を指したり、パラグラフを書くという行為を意味しているのではありません。

　パラグラフライティングの起源は、古代ギリシャの修辞学です。修辞学とは演説、議論、座談など、話すことにかかわるあらゆる場面で話し手が聞き手を惹きつけ、うまく説得するための技術（スキル）を研究

する学問です。中世では修辞学は教養人の基本的な教養として重視されました。その後、修辞学はローマで体系化され継承されますが、19世紀のスコットランドで修辞学と論理学の教授であったアレクサンダー・ベイン（Alexander Bain）によって大衆化されました。彼はさまざまな地方の出身で、方言を話す学生たちに「教養ある英語」を習得させるため、文章法の改革を行ったといわれています。これが、後のアメリカにおけるパラグラフライティングの基礎となりました。現在では修辞学という言葉はあまり使われなくなりましたが、修辞学のエッセンスは欧米における演説や議論の作法、そして文章作法のなかに部分的に生き続けています。

　このように、歴史的に見ると、パラグラフライティングはどのような背景の人であっても、論理的な文章を書けるようになるための作法であるといえます。これが、パラグラフライティングが私たち日本人にも役に立つ理由です。

　パラグラフライティングは、英語で書かれるすべてのアカデミックライティングは**パラグラフ**という最小単位から成り立っているという考えにもとづいています。アカデミックライティングの技術（スキル）を習得するために、まずは1つのパラグラフを書く練習からはじめ（→3章）、それが適切に書けるようになった後、複数のパラグラフから成る論文やレポートを書く練習に進みます（→4章）。

1-3
IMRAD形式と
パラグラフライティングとの
関係は?

アカデミックライティングというと、IMRAD形式が思い浮かぶのですが、パラグラフライティングはIMRAD形式とも関係がありますか?

もちろんです! パラグラフライティングはIMRAD形式にも応用することができます。パラグラフライティングを使うと、より質の高いIMRAD形式の論文やレポートが書けますよ。

　皆さんはきっと、IMRAD形式についてご存知だと思います。
　IMRAD形式は、アカデミックライティングの型の1つで、主に実証研究にもとづく自然科学や医学の論文、実験レポートにどのような内容が含まれ、それらの内容がどのような順番で並べられるべきかを定めている文章の型です。**序論（Introduction）**、**材料と方法（Materials and Methods）**、**結果（Results）**、**考察（Discussion）** という、科学論文を構成する各セクションの頭文字から名付

けられました[1]（図）。皆さんの多くは、このIMRAD形式に従った
論文や実験レポートを書く必要性に迫られていると思います。

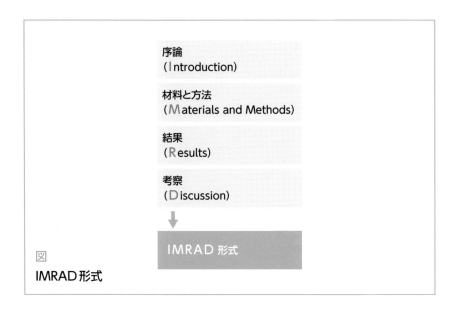

序論
（Introduction）

材料と方法
（Materials and Methods）

結果
（Results）

考察
（Discussion）

↓

IMRAD 形式

図
IMRAD形式

　それでは、IMRAD形式とパラグラフライティングとはどういう
関係にあるのでしょうか。

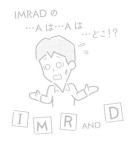

※1　IMRADの「A」は、「Introduction, Materials and Methods, Results, and Discussion」と並べて説明する時の「and」からきています。

パラグラフライティングは、すべての英語アカデミックライティングの最小単位が**パラグラフ**であると考えています。

次に示すのは、IMRAD形式で書かれた実験レポートです。実験レポートには8個のブロックがありますが、これらのブロックのそれぞれが**パラグラフ**です。IMRAD形式のアカデミックライティングも、複数の**パラグラフ**から成り立っているのです。

水生植物の光合成活動の観察

I ntroductionの第1パラグラフ

光合成は、植物が光エネルギーを利用して、二酸化炭素と水から炭水化物を合成するプロセスである。植物細胞にある葉緑体の中にはチラコイドとよばれる扁平な袋状の構造があり、それ以外の部分はストロマとよばれる液体で満たされている。光エネルギーはチラコイドの膜に存在する光合成色素によって吸収される。これに伴って、水が分解され酸素が発生する。その分解の際に生じた電子が電子伝達系を通ると、水素イオンがチラコイド内に輸送され蓄えられる。水素イオンが、その濃度勾配に従ってチラコイド膜に存在するATP合成酵素の中を通過するとATPが合成される。ストロマでは、そこに含まれる酵素群によって、合成されたATPを用いて二酸化炭素から炭水化物が合成され、この反応はカルビン・ベンソン回路とよばれる。光合成は、次の反応式で表される。

$$6CO_2 + 12H_2O + 光エネルギー$$
$$\rightarrow C_6H_{12}O_6 + 6H_2O + 6O_2 \cdots（反応式1）$$

I ntroductionの第2パラグラフ

本実験では、植物の光合成を理解することを目的として、水生植物を利用し、光を照射した時の気泡の発生頻度を指標にして光合成活動の間接的な観察を行った。（後略）

-1-

Materials and Methods のパラグラフ

　水生植物のオオカナダモに任意の照度の光を照射し、気泡の発生頻度を計測した（**図1**）。（後略）

Results の第1パラグラフ

　水槽の中のオオカナダモに異なる照度の光を照射すると、異なる頻度で気泡が発生した。（後略）

Results の第2パラグラフ

　本実験での最高照度の10,000ルクスの光を連続的に照射し続けた場合、時間とともに気泡の発生頻度は上昇し、その後一定になった。（後略）

Discussion の第1パラグラフ

　照度と気泡発生頻度の関係は、私の予想とは異なっていた。（後略）

Discussion の第2パラグラフ

　照度と気泡発生頻度の関係が**図2**のような結果になったのは、任意の照度での気泡発生頻度が、光照射してからしばらくの間、時間とともに変化するからであると考えられる。（後略）

Discussion の第3パラグラフ

　図3の結果は、光照射によって酵素が活性化していく過程を観察しているのかもしれない。（後略）

[Reference]

1）唐 艶鴻、冨松 元、深山 浩：化学と生物、52：106-112、2014

-2-

＊実験レポートの全文はp.134に掲載

25

パラグラフライティングに従ってパラグラフを適切に書くことができれば、できあがったパラグラフはIMRAD形式の論文やレポートでもそのまま使うことができるというわけです。実際には、パラグラフライティングが要求する細かいルールの一部は、IMRAD形式とは少し異なっていたり、無視してもいいこともあります。しかし、パラグラフライティングでいうパラグラフを適切に書くことができれば、それをIMRAD形式やそれ以外の形式に応用するのは簡単です。パラグラフライティングを知らないでいきなりIMRAD形式でアカデミックライティングを行おうとする場合よりも、パラグラフライティングを学んでからIMRAD形式で書く場合の方が、完成した論文やレポートは質が高いものとなるでしょう。

　パラグラフライティングのパラグラフをIMRAD形式にどのように応用していくかについては、4章で詳しく見ていきます。まずは2・3章でパラグラフをしっかりと書けるようになりましょう。

2章

パラグラフ
ライティングの
基礎

2章では、いよいよパラグラフライ
ティングの基礎を学びます。「パラ
グラフ」とは何か、そしてパラグラ
フの要素である「トピックセンテ
ンス」、「サポート」などをここで
しっかりと押さえておきましょう。

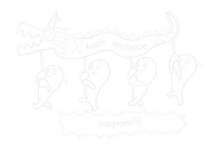

2-1
パラグラフとは?

パラグラフライティングの**パラグラフ**って何ですか?

パラグラフは、あるトピックに関する文のまとまりであり、英語で書かれるすべてのアカデミックライティングの最小単位です。ある文のまとまりがパラグラフと認識されるためには、いくつかの条件を満たす必要があります。

　パラグラフライティングにおいては、英語で書かれるすべてのアカデミックライティングの最小単位が**パラグラフ**であると考えられています。

　パラグラフ(paragraph)という英語は、日本語で「段落」と訳されることがありますが、パラグラフライティングにおけるパラグラフは「段落」とは大きく異なる概念ですので混同しないよう注意しましょう。日本語の「段落」は単に、いくつかの文の集まりを指しますが、パラグラフライティングのパラグラフは詳細かつ厳格な条件を満たした、いくつかの文のかたまりを意味します(→p.31)。

パラグラフのレイアウト

　パラグラフは、図1のように最初の部分を何文字分か（通常は半角スペース5文字分）を**字下げ**して空白にします。この空白を**インデント**とよび、インデントがあると新しいパラグラフがはじまったことが一目でわかるようになっています。

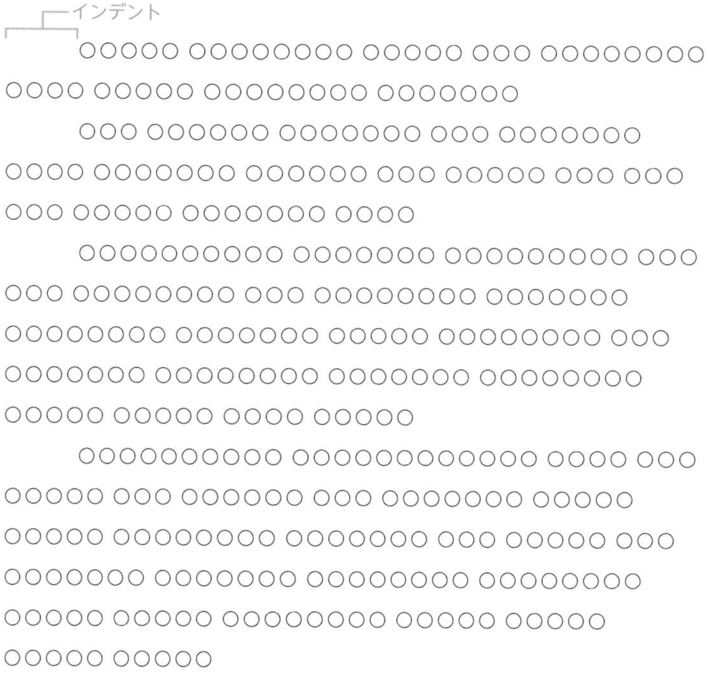

図1
パラグラフのレイアウト（インデントする場合）

または、図2のように直前のパラグラフとの間に1行、直後のパラグラフとの間に1行空けることによって、どこからどこまでが1つのパラグラフなのかを読み手にわからせることもあります。

　1つのパラグラフの途中では、改行はしてはいけません。1つのパラグラフが終わったら改行し、次のパラグラフをはじめます。

○○○○ ○○○○○○○ ○○○○ ○○○ ○○○○○○○
○○○○ ○○○○○○ ○○○ ○○○○○○○○ ○○○○○○○
○○○○ ○○○○○○○○ ○○○○○○○○○○○ ○○○○ ○
○○○○ ○○○○○ ○○○○○○○ ○○○○○○○ ○○○ ○○○
○○○ ○○○○○ ○○○○○○

↕ 1行空ける

○○○○○○○○○ ○○○○○○○ ○○○○○○○○○ ○○○
○○○ ○○○○○○○○○○ ○○○○○○ ○○○○ ○○○○○
○○○○○○○○○○○ ○○○○○○○○○○○○ ○○○○○ ○
○○○○○○ ○○○○○○○ ○○○○○○○○ ○○○○ ○○○
○○○○○ ○○○○ ○○○○ ○○○○○

↕ 1行空ける

○○○○○○○ ○○○○○○○○○○ ○○○○○ ○○○○○○
○○○○ ○○○○○○○○○○ ○○○○○ ○○○○ ○○○○○
○○○○○ ○○○○○○○○○○ ○○○○○○○○ ○○○○○○
○○○○○ ○○○○○ ○○○○○○ ○○○○○ ○○○○○
○○○○○ ○○○○ ○○○○

図2
パラグラフのレイアウト（空白行を入れる場合）

　このように、いくつかの文のかたまりがパラグラフであることは見た目からもすぐにわかるように書かなければいけませんが、見た目がこのようになっているからといって、パラグラフライティングのパラグラフであるとはいえません。パラグラフライティングのパラグラフにとって重要なのは、見た目よりも中身（**構造**と**要素**）なのです。

　なお、パラグラフの長さについては特に決まりはありません。パラグラフライティングのパラグラフである限り、必ず**トピックセンテンス**と**サポート**という要素を含んでいなければなりませんが（→ p.33）、文の数についての決まりはありません。あまり長いとパラグラフが読みにくくなるので、読みやすさを考えて5〜10文程度で書かれることが多いです。

One topic, one paragraphルール

　パラグラフライティングのパラグラフは見た目だけではなく、中身についても細かい条件が定められていて、それらのすべての条件を満たしている必要があります。

　例1は、「クワガタ」について書かれたパラグラフの例です。

例1

　クワガタのオスとメスは外見が異なる。まず、クワガタのオスは敵との戦いに使用する大きく発達した顎をもっている。これに対し、メスの顎は用途が異なるため、オスのようには発達しない。オスとメスでは体の大きさも異なる。オスは交尾の機会を得るために他のオスと競争する必要があり、メスよりも大きくなる。メスはオスよりも小さく、スリムな体型をしている。また、オスの触角は大きく派手で複雑な形状をしているが、メスの触角はオスよりも小さく単純な形状をしている。

パラグラフは、ある主題について書かれたいくつかの文のまとまりです。この主題をパラグラフライティングでは**トピック（topic)**とよびます。

　そして、1つのパラグラフは1つのトピックについてのみ説明し、かつそのトピックについて十分に説明しきらなければいけません。これをパラグラフライティングにおける**One topic, one paragraph ルール**といいます。このルールはパラグラフライティングのもっとも基本的なルールです。

　パラグラフのトピックはパラグラフのはじめに明示します。パラグラフの最初にトピックが書かれていることによって、読み手はパラグラフがそのトピックについてのみ書かれていること、パラグラフがそのトピックを十分に説明していることを確認することができます。

　例1のパラグラフのトピックは、パラグラフの最初に書かれている「クワガタ」です。

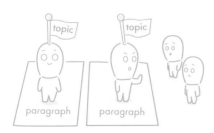

1-1 アカデミックライティングとは？

アカデミックライティングって何ですか？

アカデミックライティングとは、論文、高等教育機関で書くレポートや記述式の答案など、研究や学問に関して行われるライティングのことです。普遍的な真理や法則を見出し、それを論理的に述べることを最終的な目的とするライティングです。アカデミックライティングの技術（スキル）を習得するためには、意識的に学び、練習を重ねる必要があります。

　本来、アカデミックライティングは使用言語に関係なく、アカデミックなライティングを指していますが、理系分野では英語が世界の共通語であるため、論文の多くは英語で書かれます。そのため、アカデミックライティングというと、英語によるアカデミックなライティングを指すことが多いです。

　本書は、アカデミックライティングやパラグラフライティングは言語を選ばないという立場をとっていますので、日本語の文例もたくさん使用します。アカデミックライティングのような複雑な作業を行う時は、むしろ最初は自由に扱える日本語でしっかりと考えて

パラグラフの要素

　パラグラフライティングにおけるパラグラフは、**①トピックセンテンス**、**②サポート**、**③コンクルーディングセンテンス**、という3つの**要素**から成り立っています（図3）。2-2からそれぞれ詳しく見ていきましょう。

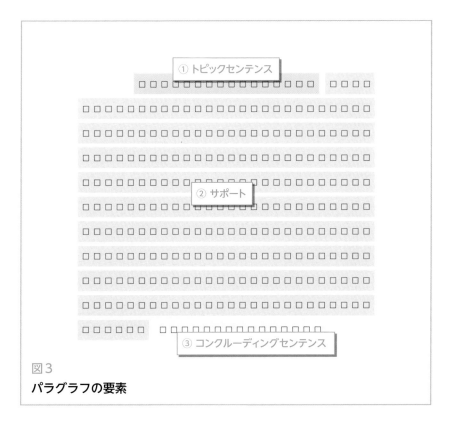

図3
パラグラフの要素

2-2
トピックセンテンス

パラグラフの**トピックセンテンス**って何ですか？

トピックセンテンスとは、パラグラフの最初に書かれる、パラグラフのなかでもっとも重要な文のことです。そのパラグラフのトピックが何かを提示します。トピックセンテンスは、トピックとコントローリングアイデアから成ります。

トピックセンテンス（Topic Sentence）は、パラグラフの**第一の要素**であり、パラグラフの最初に置かれる、そのパラグラフのトピックを明示する文です。

One topic, one paragraph ルール（→ p.31）に従ったパラグラフを書くためには、パラグラフの最初にそのパラグラフのトピックが何であるかを明示しておく必要があります。最初にパラグラフのトピックが明確に示されていなければ、書き手はそのトピックについて十分に説明するパラグラフを書くことは絶対にできません。

これをアカデミックライティングの読み手の立場から考えてみると、読み手はパラグラフの最初にある文をトピックセンテンスであると推定して、パラグラフを読み進める習慣があるということです。パラグラフの最初の文がトピックセンテンスでない場合、一見パラ

グラフのように見えていた文のかたまりも、実はパラグラフではなかったのだと思われてしまいます。そして、パラグラフではない文のかたまりから成り立っているライティングそのものも、価値が低いアカデミックライティングだと評価されたり、アカデミックライティングだと認められないこともあります。その意味で、トピックセンテンスはパラグラフのなかでもっとも重要な文です。

　トピックセンテンスは、**トピック**と**コントローリングアイデア**（controlling idea）から成り立っています（**例2**）。これらのどちらかが欠けていると、その文はトピックセンテンスではありません。

例2

クワガタは、とても人気のある昆虫である。
　↓　　　　　↓
トピック　＋　コントローリングアイデア ＝ トピックセンテンス

　トピックセンテンスのトピックとは、そのトピックセンテンスが含まれているパラグラフ全体の主題です。**例2**のトピックセンテンスのトピックは「クワガタ」です。

　トピックセンテンスのコントローリングアイデアは、トピックについての書き手の意見や立場、つまりそのパラグラフでそのトピックの何が論じられるのかを表します。パラグラフの内容を実際に「コントロール」するのがコントローリングアイデアですから、このような名前がついています。

　例2では、トピックが「クワガタ」、コントローリングアイデアが「とても人気のある昆虫である」であり、トピックとコントローリングアイデアがきちんと揃っていますので、トピックセンテンスとして成立しています。

　もういくつか、トピックセンテンスの例を見てみましょう。

例3

<u>クワガタ</u>には、<u>大きな顎がある。</u>
  ↓   ↓
トピック　＋　コントローリングアイデア ＝ トピックセンテンス

　例3のトピックセンテンスのトピックと、**例2**のトピックセンテンスのトピックは同じ「クワガタ」ですが、コントローリングアイデアが異なっています。**例2**のコントローリングアイデアは「とても人気のある昆虫である」でしたが、**例3**では「大きな顎がある」です。トピックが同じでも、コントローリングアイデアが異なると、まったく違うトピックセンテンスになりますね。その結果、**例3**のトピックセンテンスが含まれているパラグラフと、**例2**のトピックセンテンスが含まれているパラグラフとでは、同じトピックについて論じられていても、まったく異なるパラグラフになることが予想できます。

　以下に、**例2・例3**と同じ「クワガタ」というトピックを使って、異なるトピックセンテンス（＝コントローリングアイデアが異なっている）をあと5つ書いてみました※1。

※1　ここでは、「クワガタ」という同じトピックを使用しながら、異なるコントローリングアイデアをつけることで、異なるトピックセンテンスが書けることを説明しました。そのために、**例6、例7、例8**のコントローリングアイデアはそれぞれ、「オスとメスは外見が異なる」、「幼虫は朽木を食べる」、「成虫は樹液を好む」と解釈しています。しかし、**例6**のトピックを「クワガタのオスとメス」、コントローリングアイデアを「外見が異なる」、**例7**のトピックを「クワガタの幼虫」、コントローリングアイデアを「朽木を食べる」、**例8**のトピックを「クワガタの成虫」、コントローリングアイデアを「樹液を好む」、と解釈することももちろん可能です。書き手がそのパラグラフで一番書きたい内容が何かによって、パラグラフのトピックとコントローリングアイデアを決めることができるのです。

例4

<u>クワガタ</u>は、<u>昆虫である</u>。
　↓　　　　↓
トピック　＋　コントローリングアイデア ＝ トピックセンテンス

例5

<u>クワガタ</u>は、<u>甲虫である</u>。
　↓　　　　↓
トピック　＋　コントローリングアイデア ＝ トピックセンテンス

例6

<u>クワガタのオスとメス</u>は<u>外見が異なる</u>。
　↓　　　　↓
トピック　＋ コントローリングアイデア ＝ トピックセンテンス

例7

<u>クワガタの幼虫</u>は<u>朽木を食べる</u>。
　↓　　　　↓
トピック　＋ コントローリングアイデア ＝ トピックセンテンス

例8

<u>クワガタの成虫</u>は<u>樹液を好む</u>。
　↓　　　　↓
トピック　＋ コントローリングアイデア ＝ トピックセンテンス

　このように、トピックとコントローリングアイデアとの組み合わせ、つまりトピックセンテンス次第で、私たちはさまざまな内容のパラグラフを書くことができるのです。

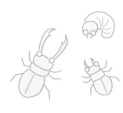

トピックセンテンスを書く時に起こりがちな問題

　トピックセンテンスの概念は難しいものではありませんが、いざ実際に書いてみると、適切なトピックセンテンスを書くのは容易ではありません。

　ここでは、トピックセンテンスを書く時に起こりがちな問題を見ていきます。

コントローリングアイデアが存在しない

> **例9**
>
> これから<u>クワガタ</u>について論じる。
> 　　　　　↓
> 　　　トピック　　　　　コントローリングアイデアはどこ?!
>
>

　例9では、パラグラフのトピックが「クワガタ」であることははっきりとわかります。しかし、これだけではこのパラグラフがクワガタの何について論じるのか、まったくわかりません。つまり、**例9**にはコントローリングアイデアが存在しない、ということになります。このような文はトピックセンテンスではありません。**例9**をトピックセンテンスにするためには、**例2〜例8**のようにコントローリングアイデアを加える必要があります。

2 トピックが存在しない

例10

昼間は木のウロなどの暗くて湿った場所に隠れている。
↓
コントローリングアイデア　　　　トピックはどこ?!

　例10にはトピックが存在しません。トピックがない文は、トピックセンテンスではありません。

　例10は、書き手が、読み手はパラグラフのトピックが何であるかをすでに知っているはずだという前提で書いた文のように見えます。しかし、書き手が読み手の頭の中を勝手に想像して、議論の前提にすることを許さないのがパラグラフライティングです。書き手は読み手に依存することなく、自分がこれから書こうとしているパラグラフのトピックが何であるかを、明確に示す必要があるのです。

　例10は、例11のようにトピックを足してやると、適切なトピックセンテンスになります。

例11

クワガタは、昼間は木のウロなどの暗くて湿った場所に隠れている。
↓　　　　　↓
トピック　コントローリングアイデア

…誰が???

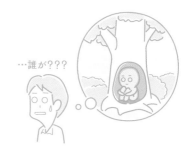

3　不要な情報が含まれている

例12

クワガタのオスとメスは外見が異なり、オスの方が人気が高い。まず、
　　↓　　　　　　↓　　　　　　　　　　↓
　　トピック　　コントローリングアイデア
　　　　　　　　　　　　　　　　　　　　　↓
　　　　　　　　　　　　　　　　　　　不要な情報

クワガタのオスは敵との戦いに使用する大きく発達した顎をもっている。これに対し、メスの顎は用途が異なるため、オスのようには発達しない。オスとメスでは体の大きさも異なる。オスは交尾の機会を得るために他のオスと競争する必要があり、メスよりも大きくなる。メスはオスよりも小さく、スリムな体型をしている。また、オスの触角は大きく派手で複雑な形状をしているが、メスの触角はオスよりも小さく単純な形状をしている。

NG!

　トピックセンテンスは、トピックとコントローリングアイデアのみで成り立っている文なので、不要な情報が含まれていてはいけません。

　例12では、トピックが「クワガタ」、コントローリングアイデアが「オスとメスは外見が異なる」です。コントローリングアイデアの一部のように書かれている「オスの方が人気が高い」は、このトピックセンテンスにとって不要な情報です。

　クワガタのオスとメスの外見が異なっていることを説明したうえで、オスの方が人気が高いことまでを説明するパラグラフを書くこともできるかもしれませんが、例12のパラグラフでは最後まで人気については触れられていませんので、「オスの方が人気が高い」はやはり不要な情報ということになります。

　不要な情報が含まれている文は、トピックセンテンスとしては問題がありますが、トピックとコントローリングアイデアが適切に書

かれていれば、**例13**のように、不要な情報を削除することによってすぐに適切なトピックセンテンスになる可能性が高いです。

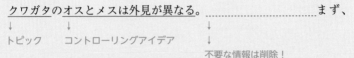

例13

<u>クワガタのオスとメスは外見が異なる。</u>　　　　　　　　　　　まず、

|↓|↓|↓|
|トピック|コントローリングアイデア|不要な情報は削除！|

クワガタのオスは敵との戦いに使用する大きく発達した顎をもっている。これに対し、メスの顎は用途が異なるため、オスのようには発達しない。オスとメスでは体の大きさも異なる。オスは交尾の機会を得るために他のオスと競争する必要があり、メスよりも大きくなる。メスはオスよりも小さく、スリムな体型をしている。また、オスの触角は大きく派手で複雑な形状をしているが、メスの触角はオスよりも小さく単純な形状をしている。

OK!

4 抽象性を欠いている

　ある文に、トピックとコントローリングアイデアが明確に書かれていて、不要な情報がなければ、その文はトピックセンテンスとして最低限の条件を満たしたことになりますが、さらによいトピックセンテンスは**抽象性**と**独立性**（→ ⑤）をもっています。

　トピックセンテンスに抽象性が必要な理由は、アカデミックライティングの目的と、パラグラフライティングにおけるパラグラフの構造から考えるとわかりやすいと思います。

　パラグラフライティングはアカデミックライティングの文章作法ですが、アカデミックライティングを行う最終的な目的は、具体的な事象から普遍的な法則を見出し、それを論理的に叙述することです。ここでいう「普遍的」とは、「広く、あらゆる物事に共通して当てはまる」という意味ですから、「個々の事物に即している」具体性

ではなく、抽象性を言い換えていると捉えることができます。アカデミックライティングの最終的な目標が抽象性なのであれば、アカデミックライティングの文章作法であるパラグラフライティングにおいても抽象性が重要です。

　トピックセンテンスに抽象性が必要なもう1つの理由は、パラグラフの構造にあります。2-3で詳しく説明しますが、パラグラフにはトピックセンテンス以外にサポートとよばれる文があります。サポートは、トピックセンテンスをより詳しく説明したり、トピックセンテンスの主張の具体例や理由を挙げたりして、トピックセンテンスを「支持」します。つまり、サポートは非常に具体的な内容について書かれた文です。パラグラフでは、トピックセンテンスに続く文のほとんどがサポートですから、抽象（トピックセンテンス）→具体（サポート）の順で書かれていることになります。このようなパラグラフの構造のなかで、最初にくるトピックセンテンスがすべてを具体的に説明してしまうと、極端な言い方をすれば、トピックセンテンス以外の文は必要がなくなってしまいます。トピックセンテンスには、トピックセンテンス以外のサポートによって、より具体的な支持を許す程度の抽象性が必要なのです。

　以上2つの理由によって、トピックセンテンスはパラグラフのなかでもっとも抽象性が高い文になります。トピックセンテンスはパラグラフ全体の「要約」といってもいいでしょう。

　例14は、抽象性を欠いたトピックセンテンスの例です。

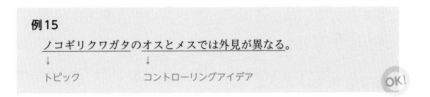

例14

ノコギリクワガタのオスの体長は6cm程度、メスは3cm程度である。

↓　　　　　　　　　↓　　　　　　↓　　　　　　　　　↓

トピック　　　　コントローリングアイデア　　　↓

↓

具体的な数字によって抽象性が欠けている！

NG!

　例14では、コントローリングアイデアに「6cm」、「3cm」とい
う具体的な大きさが含まれてしまっているため、パラグラフでこれ
以上の説明ができません。パラグラフには必ずトピックセンテンス
が必要ですが、トピックセンテンスだけではパラグラフにはなりま
せんので、**例14**のようなトピックセンテンスではパラグラフを書
くことができないのです。

　例15は、例14の「6cm」、「3cm」を抽象化して、コントロー
リングアイデアを書いてみました。

例15

ノコギリクワガタのオスとメスでは外見が異なる。

↓　　　　　　　　　↓

トピック　　　　コントローリングアイデア

OK!

　例15のようにトピックセンテンスを書けば、パラグラフのなか
で、具体的にはどのようにオスとメスの外見が異なるかを説明する
ことができます。たとえば、「オスの体長は6cm程度であり、メス
の体長は3cm程度である」とか、「オスの顎は大きいがメスの顎は
小さい」、などという具体的な差異を書けばいいのです。**例15**は十
分な抽象性をもったトピックセンテンスということになります。

抽象性に欠けるトピックセンテンスは、アカデミックライティングやパラグラフライティングに慣れた書き手にも見られます。その理由は、抽象化して書くよりも具体的な事実や具体例を書く方が楽だからです。しかし、抽象性をもったトピックセンテンスが書けないということは、パラグラフのなかでトピックセンテンスの内容を深める議論ができないということです。抽象性を欠いたトピックセンテンスの後に無理やり続けて書こうとすると、トピックセンテンスと関係のない情報を書いてしまうことにもつながります（→❸）。

　例14のトピックセンテンスを書いた時、書き手が本当に伝えたかったことは、オスの体長が6 cmでメスの体長が3 cmであることではなく、オスの方がメスより大きいということ、さらにはオスとメスの外見が著しく異なるということだったはずです。ですが、私たちの頭の中に最初に浮かぶのは具体的な情報であることが多いです。具体的な情報から抽象的なトピックセンテンスを捻り出す作業は、アカデミックライティングを行ううえで困難ではありますが、必須のステップなのです。パラグラフライティングという型を守って書くことにより、思考が論理的になる理由の1つがここにあると思います。

 ## 独立性を欠いている

　トピックセンテンスは、読み手がライティングのトピックセンテンス以外の部分や、ライティングの外にある何かを参照しなくても理解できるように書かなくてはいけません。これをトピックセンテンスの**独立性**といいます。

　トピックセンテンスに独立性が必要な理由は、トピックセンテンスが、そのパラグラフのすべての内容と書き方に責任をもつという書き手の意志の表明だからです。読み手がトピックセンテンス以外

の何かを参照しなければ理解できないようなトピックセンテンスでは、書き手がそのパラグラフに責任をもっているとはいえません。

　例16は、独立性を欠いたトピックセンテンスの例です。

例16

前述のような対策にもかかわらず、クワガタの数は減り続けている。
　↓　　　　　　　　　　　　　　　　　↓　　　　↓
　？？？　　　　　　　　　　　トピック　コントローリングアイデア　**NG!**

　例16は、「前述のような対策にもかかわらず」という接続的な情報からはじまっているため、読み手がこのトピックセンテンスの内容を完全に理解するためには、この前にある情報を参照しなければいけません。これが独立性を欠いているという意味です。

　トピックセンテンスが独立性を欠いてしまう原因のなかでもっとも代表的なものは、不用意な接続詞の使用です。たとえば、「しかし」、「つまり」、「また」などの接続詞からトピックセンテンスをはじめると、そのトピックセンテンスを理解するにはそれより前にあった情報を参照しなければならず、その瞬間にトピックセンテンスは独立性を失います。

　複数のパラグラフから成るアカデミックライティングでは、一部のトピックセンテンスを接続詞ではじめることもできますし、それが効果的である場合もありますが、パラグラフライティングにおいて、まず1つのパラグラフを書く練習をしている段階では、接続詞からはじまるトピックセンテンスを書くのは避けましょう。

ドリル トピックセンテンス

2-2で得た知識を使って、トピックセンテンスに関する以下のドリルに挑戦してみましょう。

---

1 以下の文は、トピックセンテンスとしてパラグラフの先頭に書かれたものです。トピックセンテンスとして成立しているでしょうか。また、トピックセンテンスとして成立していない文はどのように直したらよいでしょう。

ⓐ ソメイヨシノの花弁は5枚である。

ⓑ 自動運転にはどのような効果があるだろうか。

ⓒ 私はたいへん不満に感じているが、ポスドクの給与は低すぎる。

ⓓ この問題については多くの議論が積み重ねられてきた。

ⓔ 細胞膜は主に脂質からできている。

2 以下のパラグラフでは、トピックセンテンスが抜けています。パラグラフの内容にふさわしいトピックセンテンスを書いてみましょう。

◆ パラグラフ❶

| トピックセンテンス |　　バラ科の代表的な植物は、バラである。バラ以外にも、リンゴ、ナシ、アンズなど、多くの果樹がバラ科である。また、コデマリのように小さな花が集まって咲くタイプもある。これらバラ科の植物の花弁はどれも5枚だ。

◆ パラグラフ❷

| トピックセンテンス |　　核の中には、遺伝情報が記録されているDNAがある。核の中にはまた、DNAから情報を取り出してRNAを合成するためのタンパク質もある。RNAは核膜の穴を通って核外に輸送される。

2-2 ドリル トピックセンテンス

1

ⓐ ソメイヨシノの花弁は5枚である。

抽象性を欠いているため、トピックセンテンスとして成立していません（→p.41）。

トピックは「ソメイヨシノ」、コントローリングアイデアは「花弁は5枚である」ですが、花弁の数が「5枚である」と書いてしまうと、パラグラフのなかでこれ以上説明しようがないほど具体的です。

ⓐに抽象性をもたせるためには、たとえば、「ソメイヨシノの花弁は特徴的である。」と書くとよいでしょう。サポートでは、ソメイヨシノの花弁が5枚であったり、基部が黄色であったり、雄しべと雌しべの数が多いことなどを述べて、ソメイヨシノの花弁の特徴を説明します。

また、「バラ科の植物の花弁は5枚である。」として抽象性をもたせることもできます。コントローリングアイデアは「花弁は5枚である」と、元の文から変わっていませんが、トピックを「バラ科（の植物）」に変更したことでサポートを書けるようになります。パラグラフのなかでは、「ソメイヨシノ」、「ハマナス」、「バライチゴ」など「バラ科」に属するいくつかの植物を具体例として挙げ、これらすべての植物の花弁が5枚であることを説明します。一般論として、具体的な数字が入るとトピックセンテンスの抽象性が欠けることが多いのですが、この例のようにトピックとコントローリングアイデアの双方に気を配ると、具体的な数字を書いても十分に抽象性をもったトピックセンテンスを書くことができます。

ⓑ 自動運転にはどのような効果があるだろうか。

　疑問文になっており、また、コントローリングアイデアが存在しないか、コントローリングアイデアが明確ではないため、トピックセンテンスとして成立していません（→p.38）。

　まず、アカデミックライティングでは疑問文の使用は避けましょう。読み手の興味を惹くために、パラグラフの最初に疑問文を書く人がいますが、アカデミックライティングでは、書き手が投げかけた疑問に答えるのは読み手ではなく、書き手自身であるべきだからです。

　また、ⓑのトピックは「自動運転」ですが、コントローリングアイデアがはっきりしません。コントローリングアイデアが明確でない理由も、疑問文で書かれているからといえます。

　ⓑをトピックセンテンスとして成立させるためには、疑問文ではなく平叙文で、たとえば、「自動運転には、交通事故を激減させる効果がある。」と書くことができます。パラグラフのなかではたとえば、なぜ自動運転が交通事故を激減させるのかの理由をいくつか挙げることができます。

ⓒ 私はたいへん不満に感じているが、ポスドクの給与は低すぎる。

トピックがわかりづらいため、トピックセンテンスとして成立していません。

絶対ではないのですが、通常、トピックはトピックセンテンスの最初に書かれることが多いです。ⓒでは、「私」や「たいへん不満に感じている」という情報が最初に書かれていますが、アカデミックライティングのトピックには見えません。このパラグラフの真のトピックは「ポスドクの給与」で、コントローリングアイデアは「低すぎる」だと思われます。しかし、これらの情報は文の後半に置かれているため、本当にトピックとコントローリングアイデアなのか読み手に伝わりづらくなっています。また、文の後半にある情報がトピックとコントローリングアイデアなのであれば、文の前半は何なのかという疑問が生じます。

ⓒをトピックセンテンスとして成立させるためには、このパラグラフで本当に書きたいことは何かを、もう一度整理する必要があります。ポスドクの給与が低いことが本当に書きたいことなのであれば、トピックセンテンスは「ポスドクの給与は低すぎる。」となります。パラグラフのなかでは、ポスドクの給与が実際にどれくらいなのか、なぜそれが低すぎるといえるのか、などを書くことになるでしょう。ポスドクの給与について不満であると書きたいのであれば、トピックセンテンスを「ポスドクの給与について、多くの人々が不満を感じている。」などとし、パラグラフのなかでは、ポスドクの給与が実際にどれくらいなのか、どのような人々が、なぜそれに不満を感じているのか、などを書きます。

ⓓ この問題については多くの議論が積み重ねられてきた。

独立性を欠いているため、トピックセンテンスとして成立していません（→p.44）。

トピックは「この問題」、コントローリングアイデアは「多くの議論が積み重ねられてきた」と、一見、トピックセンテンスとして成立しているようにも見えますが、「この問題」が何を指しているのかがⓓを読んだだけでは理解できません。

この文より前に「この問題」の説明があるのでしょうが、トピックセンテンスの独立性を守るためには、たとえば、「渋谷駅の工事による騒音問題については、多くの議論が積み重ねられてきた。」というように、「この問題」の内容を明示する必要があります。

ⓔ 細胞膜は主に脂質からできている。

トピックセンテンスとして成立しています。

トピックは「細胞膜」、コントローリングアイデアは「主に脂質からできている」です。パラグラフのなかでは、具体的な脂質の種類や、脂質分子の配列などが書かれると予想できます。

2

◆ パラグラフ❶

> トピックセンテンス　①バラ科の代表的な植物は、バラである。②バラ以外にも、リンゴ、ナシ、アンズなど、多くの果樹がバラ科である。③また、コデマリのように小さな花が集まって咲くタイプもある。④これらバラ科の植物の花弁はどれも5枚だ。

パラグラフ❶のトピックセンテンスは、「バラ科の植物の花弁の枚数は同じである。」です。

トピックセンテンス以外の文はすべて、「バラ科の植物」に関するものですから、このパラグラフのトピックが「バラ科の植物」であることがわかります。文①〜③はバラ科の植物の具体例を挙げており、最後の文④で、これらすべてのバラ科の植物の花弁は5枚だといっているので、書き手がこのパラグラフで書きたかったことは、「バラ科にはバラ、果樹、小さな花が集まって咲くタイプなど、さまざまな植物が属しているが、すべてのバラ科の植物の花弁の枚数は同じである」だったことがわかります。これを抽象化して整理すると、「バラ科の植物の花弁の枚数は同じである。」というトピックセンテンスを書くことができます。

◆ パラグラフ❷

> **トピックセンテンス**　①核の中には、遺伝情報が記録されているDNAがある。②核の中にはまた、DNAから情報を取り出してRNAを合成するためのタンパク質もある。③RNAは核膜の穴を通って核外に輸送される。

　パラグラフ❷のトピックセンテンスは、「細胞核は、遺伝情報の保存と伝達を行う。」です。文①〜③のすべてが「核」に関係していますので、このパラグラフのトピックは「（細胞）核」であることがわかります。文①では遺伝情報の保存について書かれており、文②・③は遺伝情報の伝達について書かれているので、コントローリングアイデアは「遺伝情報の保存と伝達を行う」であることがわかります。

パラグラフライティングがトピックセンテンスを重要視するのはなぜ？

　アメリカで発展したパラグラフライティングがトピックセンテンスを重要視する背景には、英語がwriter/speaker-responsibleな言語であることが関係しています。Writer/speaker-responsibleな言語とは、言語の書き手や話し手、つまり発信する側に、読み手や聞き手、つまり受信する側が理解できるようにする責任がある、ということです。受信する側が理解できない場合、無条件に発信する側が悪いとされるのです。

　パラグラフを読んでいて、そのパラグラフのトピックが何か、コントローリングアイデアが何かがよくわからなければ、そのパラグラフを理解することは難しいです。ですから英語のアカデミックライティングでは、書き手がパラグラフの最初にトピックセンテンスとして、そのパラグラフのトピックとコントローリングアイデアを明確に示すのです。読み手はそのトピックセンテンスを見て、サポートがトピックセンテンスをきちんと支持しているかを確認しながら読むということになります。

　アカデミックな世界における共通語として絶対的な地位を誇っている英語は、だからこそ多彩な言語的、文化的背景をもっている世界中の読み手に配慮するwriter/speaker-responsibleな言語でなければならない、と考えられているのです。英語を使用するすべての人たちがもっている常識など存在しないことを前提に、発信する側が責任をもって表現しなければいけません。英語を使ってコミュニケーションを行うのは英語のネイティブスピーカーだけではないのですから。

　これに対し、日本語などのアジアの言語の多くは、reader/listener-responsibleな言語だと考えられています。これは発信する側が書いたり話したりしたことを受信する側が理解できない場合、受信する側に十分な知識がないとか、読み方や聞き方が悪いとして、受信する側の責任とする傾向が高い言語であるという意味です。Reader/listener-responsibleな言語は、その言語を使用する人のほとんどがネイティブスピーカーであるため、言語以前に共有されている常識が多いとされています。

　日本語のアカデミックライティングにもトピックとコントローリングア

イデアは存在するのですが、それがどこにあるかがわかりづらい場合があります。日本語のライティングには「パラグラフ」や「トピックセンテンス」などの概念が存在しないからです。

　Writer/speaker-responsible な言語と、reader/listener-responsible な言語のどちらがよいとか悪いということではありません。しかし、アカデミックな世界における共通語が英語であるかぎり、英語でアカデミックライティングを行う私たちも、英語が writer/speaker-responsible な言語であるということを認識しておく必要はあります。

（高橋良子）

私が責任者です

writer
speaker

いえいえ、私が責任者です

reader
listener

2-3
サポート

パラグラフの**サポート**って何ですか？

サポートとは、トピックセンテンスの後に続く文のことです。サポートは、さまざまな機能を果たしながらトピックセンテンスを「支持（サポート）」します。パラグラフライティングにおいて、サポートはトピックセンテンスとともにパラグラフを構成する重要な要素です。

サポート（Supports）[2]とは、パラグラフの**第二の要素**で、パラグラフの最初の文であるトピックセンテンスと最後の文であるコンクルーディングセンテンス（→2-4）以外のすべての文を指します。英語のSupportsが複数形になっているのは、サポートが1文であることは決してなく、パラグラフのなかには常に複数のサポートが存在しているからです。

サポートはその名前からもわかるように、パラグラフのトピックセンテンスを「支持（サポート）」します。2-2で見たように、トピックセンテンスはパラグラフのなかでもっとも重要な文ですが、パラグラフの最初に1つの文で書かれているため、読み手はトピックセンテンスだけを読んでもトピックセンテンスがいいたいことを

※2　サポートはSupporting Sentencesとよばれることもある。

細かいところまで理解したり、納得することはできません。そこでサポートは、トピックセンテンスを支持することによって、読み手がパラグラフをすべて読み終えた時に、トピックセンテンスを完全に理解させ、納得させるという役割を担っています。

　サポートがトピックセンテンスを支持する方法はトピックセンテンスの内容によってさまざまですが、読み手に負担を感じさせずにトピックセンテンスを理解させ、納得させられるようなサポートがあるかどうかが、パラグラフの質を左右します。

　パラグラフライティングはサポートの数や分量を規定していません。しかし、一般的にはトピックセンテンスを3つほどのサポートで支持すると、トピックセンテンスとサポートのバランスがよく、読み手にトピックセンテンスの内容が理解、納得されやすいといわれています。また、1つのサポートを1つの文で書く必要もありません。むしろ、1つのサポートを複数の文でていねいに書くことが多いです。

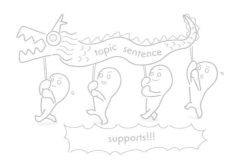

サポートの機能

パラグラフライティングのサポートは、トピックセンテンスの内容により、以下の機能のうちの1つ、または複数を果たします。

トピックセンテンスを詳細に説明する

トピックセンテンスはパラグラフのなかでもっとも抽象的な文になります（→p.42）。そこで、トピックセンテンスが説明しきれなかった内容をサポートが詳細に説明します。トピックセンテンスで使用された用語の定義を示したり（**例17**）、数字（**例18**）、統計（**例19**）などを用いて説明することが多いです。サポートは、トピックセンテンスのトピックを説明することも、コントローリングアイデアを説明することもあります。

例17

トピックセンテンス　日本政府が推進する「クールジャパン」には、さまざまな要素が含まれている。
↓ トピック　　　　　　　↓ コントローリングアイデア

サポート　「クールジャパン」は、日本の魅力的でユニークな要素を世界に宣伝し、輸出するための取り組みを指す。
↖トピックの定義

例17は、トピックである「クールジャパン」を、サポートで定義しています。

例18

トピック
センテンス

『となりのトトロ』は世界中で人気の映画である。
　　↓　　　　　　　　↓
　　トピック　　　　　コントローリングアイデア

サポート　宮崎駿が監督として1988年に制作したアニメ映画だ。

　　∟数字を使ったトピックの説明

　例18では、トピックである『となりのトトロ』を、「1988年」と
いう具体的な年号を使って、サポートがより詳しく説明しています。

例19

トピック
センテンス

『となりのトトロ』は世界中で人気の映画である。
　　↓　　　　　　　　↓
　　トピック　　　　　コントローリングアイデア

サポート　日本では、公開されて35年経っているのにもかかわらず何度もテレビ放
　映されており、最低でも13.7％、最高では23.2％の視聴率が得られて
　いる。

　　∟統計を使ったコントローリングアイデアの説明／コントローリングアイデアの例示

　例19では、「13.7％」や「23.2％」という統計を使って、コント
ローリングアイデアである「世界中で人気の映画である」を、サポー
トがより詳しく説明しています。コントローリングアイデアが「世
界中で人気」と主張しているところ、このサポートは「日本では…」
と日本での人気ぶりを述べているので、コントローリングアイデア
の例示にもなっています（→❷）。

2 トピックセンテンスの例を挙げる

　サポートは、トピックセンテンスの内容についての具体例を示すことによって、トピックセンテンスを支持することもあります（**例20**）。

例20

| トピックセンテンス | アニメ監督の宮崎駿は、数多くのアニメ映画を制作している。 |

　　　　　　　↓　　　　　　　　　　↓
　　　　　　トピック　　　　　　コントローリングアイデア

| サポート | 彼が制作した映画のなかには、例えば、『となりのトトロ』や『魔女の宅急便』がある。 |

　　　↳コントローリングアイデアの例示

---

3 トピックセンテンスの理由・根拠を述べる

　サポートは、トピックセンテンスが行っている主張の理由や根拠を述べることもあります（**例21**）。

例21

| トピックセンテンス | アニメ映画『となりのトトロ』は人気のあるアニメ映画である。 |

　　　　　　　↓　　　　　　　　　　↓
　　　　　　トピック　　　　　　コントローリングアイデア

| サポート | その根拠の1つとして、テレビ放映されると高い視聴率が得られることが挙げられる。なぜなら、視聴率は人気を定量化する1つの有用な指標であるからだ。 |

　　　↳コントローリングアイデアの根拠

　パラグラフライティングにおけるサポートは、パラグラフのなかで以上のような機能を果たしながら、トピックセンテンスを支持するのです。

サポートを書く時に起こりがちな問題

　トピックセンテンス同様、サポートの概念は難しいものではありません。ませんが、いざ実際に書いてみると、適切なサポートを書くのは容易ではありません。

　ここでは、サポートを書く時に起こりがちな問題を見ていきます。

❶ トピックセンテンスに含まれている内容すべての支持が行われていない

　トピックセンテンスに含まれている内容はすべて、サポートによって支持されなければいけません。トピックセンテンスの内容の一部は支持しているが残りは放置しているというのでは、サポートとして十分ではありません。

例22

トピック
センテンス　<u>5代目古今亭志ん生</u>は、<u>鬼籍に入った落語家</u>で、<u>現在でも人気がある。</u>
　　　　　　　↓　　　　　　　　　　↓　　　　　　　　　　　↓
　　　　　　トピック　　　　コントローリングアイデア①　コントローリングアイデア②

サポート　彼は1890年に生まれ、1973年に83歳で亡くなった。
　　　　　┗コントローリングアイデア①を数字を使って説明
　　　　　　　　　　コントローリングアイデア②のサポートがない!!

　例22のトピックセンテンスには、コントローリングアイデアが2つ含まれています。トピックは1つですからOne topic, one paragraphルールには抵触しておらず、トピックセンテンスには問題はありません。ただし、コントローリングアイデアが複数あるのなら、サポートはすべてのコントローリングアイデアを支持する必要があります。

例22では、コントローリングアイデア①はサポートによって支持されていますが、コントローリングアイデア②を支持するサポートが存在しないので、このままではトピックセンテンスがサポートによって支持しきれていないことになります。ここにコントローリングアイデア②を支持するサポートを追加すれば、トピックセンテンスのすべてがサポートにより支持されたことになります（**例23**）。

例23

| トピックセンテンス | <u>5代目古今亭志ん生は</u>、<u>鬼籍に入った落語家</u>で、<u>現在でも人気がある</u>。 |

↓　　　　　　　　　　　↓　　　　　　　　　　　↓
トピック　　　　　コントローリングアイデア①　コントローリングアイデア②

| サポート① | 彼は1890年に生まれ、1973年に83歳で亡くなった。 |

　↳コントローリングアイデア①の説明

| サポート② | 彼の落語のCDは数多く発売されており、現在でもよく聴かれている。 |

　↳コントローリングアイデア②の根拠　　　　　　　　　　　　　　　　OK!

　トピックセンテンスに含まれている内容すべてをサポートで支持するためには、何度もトピックセンテンスを確認し、慎重に書き進める必要があります。

2 トピックセンテンスに含まれていない内容を述べる

　サポートは、トピックセンテンスに含まれていない内容を述べてはいけません。

例24

| トピックセンテンス | クラゲは、<u>無脊椎動物であり、</u>そのなかでも<u>刺胞動物に分類される。</u> |

　　　　↓　　　　　　　↓　　　　　　　　　　　↓
　　　　トピック　　コントローリングアイデア①　　コントローリングアイデア②

サポート① クラゲは、背骨（脊椎）をもたない無脊椎動物である。

　　　↳コントローリングアイデア①を詳細に説明

サポート② そのなかでも、クラゲは刺胞という特殊な細胞をもつため、刺胞動物に分類される。

　　　↳コントローリングアイデア②を詳細に説明

サポート?! クラゲがもつ刺胞は他の動物を刺す。ヒトの皮膚にも刺さるので夏の海で泳ぐ人には嫌がられる。

　　　↳トピックセンテンスに含まれていない内容!!　

　例24にもコントローリングアイデアが2つあります。コントローリングアイデア①と②はサポートによってうまく支持されています。しかし、最後の文は「クラゲ」というトピックに関する情報ではあるものの、トピックセンテンスには含まれていない内容を述べてしまっています。したがって、最後の文はサポートではなく、このパラグラフに存在してはいけない文ですから、削除します。

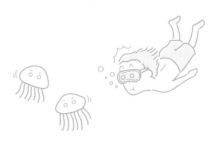

トピックセンテンス内で情報が並べられている順番を無視している

　適切なトピックセンテンスはそれ自体が論理的で、読み手にわかりやすく書かれています。だとすれば、トピックセンテンス内で単語が並んでいる順番に従ってサポートを行うと、パラグラフ全体が論理的で理解しやすいものになります。逆に、トピックセンテンス内で単語が並んでいる順番と異なる順番でサポートを書くと読み手は混乱してしまいます。

例25

トピック
センテンス　クラゲは、無脊椎動物であり、そのなかでも刺胞動物に分類され、

　　　　↓　　　　　↓　　　　　　　　　　　↓
　　トピック　　コントローリングアイデア①　　コントローリングアイデア②

夏の海では嫌がられる動物である。

　　　　↓
　　コントローリングアイデア③

サポート①　クラゲがもつ刺胞は他の動物を刺す。ヒトの皮膚にも刺さるので夏の海で泳ぐ人には嫌がられるのである。

　　　↳コントローリングアイデア③を詳細に説明

サポート②　クラゲは、背骨（脊椎）をもっていないので無脊椎動物である。

　　　↳コントローリングアイデア①を詳細に説明

サポート③　そのなかでも、クラゲは刺胞という特殊な細胞をもつため、刺胞動物に分類される。

　　　↳コントローリングアイデア②を詳細に説明

例25にはコントローリングアイデアが3つあります[3]。トピック

※3　実際には1つのパラグラフに3つものコントローリングアイデアを書くことはあまりありませんが、サポートを書く時に起こりがちな問題を確認するために、ここではあえてコントローリングアイデアが3つあるトピックセンテンスを使用しました。

センテンスのなかでは、3つのコントローリングアイデアの内容は「無脊椎動物」→「刺胞動物」→「嫌がられる」という順番で並んでいます。

例25のサポートはすべて適切な内容ですが、サポートの順番が「嫌がられる」→「無脊椎動物」→「刺胞動物」となっていて、トピックセンテンス内の情報の順番と一致していません。このために、適切なサポートが書かれているにもかかわらず、読み手がパラグラフの最初から読んだ時にわかりづらいサポートになってしまっています。

例25は、トピックセンテンス内の情報の順番と一致するようにサポートの順番を書き直すと、トピックセンテンスがサポートによって適切に支持された、わかりやすいパラグラフになります（例26）。

例26

トピック
センテンス | クラゲは、<u>無脊椎動物であり</u>、<u>そのなかでも刺胞動物に分類され</u>、
　　　　　↓　　　　　　　↓　　　　　　　　　　　　　↓
　　　　　トピック　　コントローリングアイデア①　　コントローリングアイデア②

<u>夏の海では嫌がられる動物である</u>。
　　　　↓
　　コントローリングアイデア③

サポート① クラゲは、背骨（脊椎）をもっていないので無脊椎動物である。
　　　　　↳コントローリングアイデア①を詳細に説明

サポート② そのなかでも、クラゲは刺胞という特殊な細胞をもつため、刺胞動物に分類される。
　　　　　↳コントローリングアイデア②を詳細に説明

サポート③ クラゲがもつ刺胞は他の動物を刺す。ヒトの皮膚にも刺さるので夏の海で泳ぐ人には嫌がられるのである。
　　　　　↳コントローリングアイデア③を詳細に説明

OK!

パラグラフを書いている途中で、または推敲の過程のどこかで、なんらかの理由によってトピックセンテンス内の情報の順番を変えることにした場合は、それに従ってサポートの順番も変えます。トピックセンテンス内の情報の順番とサポートの順番は常に一致していることが重要です。

4 サポートが果たすべき機能を果たしていない

サポートは、トピックセンテンスを詳細に説明するか、トピックセンテンスの例示を行うか、トピックセンテンスの理由・根拠を述べるという機能を果たしていなければいけません（→ p.58）。書き手はサポートの1文1文について、それがどのような機能を果たしているかを明確に説明できる必要があります。サポートが果たすべき機能を果たしていない文や、サポートが果たすべきではない機能をもっている文、どのような機能を果たしているかを説明ができない文はサポートではないので、パラグラフに存在することはできません。

例27

トピックセンテンス：アニメ監督の宮崎駿は、数多くのアニメ映画を制作している。
↓　　　　　　　　　　　↓
トピック　　　　　コントローリングアイデア

サポート：彼が制作した映画のなかには、例えば、『となりのトトロ』がある。
↳コントローリングアイデアの例示?!
例の数が少ない!!

例27のサポートは、コントローリングアイデアを例示することによって支持しようとしているようです。しかし、コントローリングアイデアでは「数多くのアニメ映画を制作している」となってい

るのに、サポートでは『となりのトトロ』しか例示していないため、宮崎駿が「数多くの」アニメ映画を制作したことを説得力をもって説明できていません。このような場合、サポートは果たすべき機能を果たしていないことになります。このサポートを修正するには、例示の数を増やし、サポートが例示によってトピックセンテンスを支持していることを明確にする必要があります（→例20）。

例28

トピックセンテンス	クシクラゲは、無脊椎動物であり、そのなかでも有櫛動物に分類される。

　　　　　　↓　　　　　　　　↓　　　　　　　　　　↓
　　　　　トピック　　コントローリングアイデア①　コントローリングアイデア②

サポート①	クシクラゲは、背骨（脊椎）をもたない無脊椎動物である。

　　　↳コントローリングアイデア①を詳細に説明

サポート②	クシクラゲは体表に櫛状の運動器官をもち、その特徴がゆえに有櫛動物という分類群に属す。

　　　↳コントローリングアイデア②を詳細に説明

サポート?!	水族館では、人気のある生き物の1つである。

　　　↳サポートとして果たしている機能が不明!!

例28の最後の文は、サポートとしてどのような機能を果たしているのかわかりません。またこの文には、トピックセンテンスに含まれていない内容を述べてしまっているという問題もあります。どちらにしても削除する必要があります。

例28の最後の文のように、トピックに関していわゆる「背景知識」を書いてしまうとサポートが果たすべき機能を果たさなくなることが多いです。背景知識もトピックに関する情報ではありますし、書き手はふつうトピックについて多くの背景知識をもっていますから、サポートを書いている時につい、「ふと」背景知識を書いてしまうことがあります。パラグラフライティングのサポートとは、トピッ

クになんとなく関係している情報ではなく、特定の機能を果たしながらトピックセンテンスを支持する文であることを常に忘れないようにしましょう（→コラム④）。

サポートに一貫性がない

サポートは一貫性をもってトピックセンテンスを支持しなければいけません。

サポートはトピックセンテンスと異なり、1文で書く必要はありません。むしろ、トピックセンテンスをしっかりと支持するために、1つのサポートを複数の文で書くことが多くなります。しかし、1つのサポートを複数の文で書いた場合、ある文と別の文の内容に齟齬が生じてしまうことがあります。これが一貫性がないサポートです。

例29

> トピック
> センテンス
ミズクラゲは季節により沿岸部での出現頻度に違いがある。
> ↓　　　　　　↓
> トピック　　　コントローリングアイデア

> サポート
このクラゲは、夏に沿岸部に大量に発生することがある。
> ↳コントローリングアイデアを例示

> サポート?!
もし、冬にこのクラゲを海岸で見ることがあれば、温暖化による生活環境の変化や、潮流の変化を考える必要がある。
> ↳コントローリングアイデアを例示?!

例29のコントローリングアイデアは「季節により沿岸部での出現頻度に違いがある」ですので、これをサポートで支持するためには、季節によりミズクラゲの出現頻度にどのような違いがあるのか、たとえば夏には出現頻度が高く、冬には低い、といった例示を行う必要があります。

最初のサポートは、夏に大量に発生するといっているので、コントローリングアイデアを例示によって適切に支持しています。しかし、2つ目のサポートは、「もし」という接続詞ではじまっていることからもわかるように、「冬にこのクラゲを海岸で見ることがあれば」という仮定を行い、続けてその場合の原因として考えられることを述べています。ここで本当に必要なサポートは、冬には出現頻度が低いという例示であるにもかかわらず、それが行われていません。2つ目のサポートは一貫性のないサポートです。

例29は、2つ目のサポートで冬の出現頻度についての例示をしっかりと行えば、一貫性のあるサポートが存在するパラグラフとなります（**例30**）※4。

※4　**例29**で、もしも書き手がこのパラグラフで一番いいたいことが、「もし、冬にこのクラゲを海岸で見ることがあれば、温暖化による生活環境の変化や、潮流の変化を考える必要がある。」なのであれば、たとえばトピックセンテンスを「ミズクラゲが冬に沿岸部で出現した場合、ミズクラゲの生活環境の変化や、潮流の変化を考える必要がある。」などとし、サポートで支持すれば適切なパラグラフが書ける可能性があります。たとえば、1つ目のサポートで、ミズクラゲは季節により沿岸部での出現頻度に違いがあり、夏は沿岸部で大量に発生することがよくあり、反対に冬は沿岸部での出現頻度が低いことを説明します。そして2つ目のサポートで、冬に沿岸部でミズクラゲが見られた場合は、なんらかの理由がある、と続けます。さらに3つ目のサポートで、考えられる理由は温暖化によるミズクラゲの生活環境の変化や、潮流の変化であるとし、これらの変化が何を意味し、どのようにミズクラゲの出現頻度に影響を与えたのか、を書くことができます。

例30

| トピック
センテンス | ミズクラゲは季節により沿岸部での出現頻度に違いがある。 |

      ↓   ↓

    トピック   コントローリングアイデア

サポート① このクラゲは、夏に沿岸部に大量に発生することがある。

    ↳コントローリングアイデアを例示

サポート② 冬にはこのクラゲを海岸で見ることは極めてまれで、寒い季節には出現

頻度が低下する。

    ↳コントローリングアイデアを例示

2-3 ドリル　サポート

2-3で得た知識を使って、サポートに関する以下のドリルに挑戦してみましょう。

---

1 以下のパラグラフにおいて、サポートは適切でしょうか。適切でない場合は、何が問題なのか説明し、適切なサポートを書いてみましょう。

◆ パラグラフ❶

①犬と猫では、犬の方がペットに向いている。②犬は、忠実で社交的な性格であることが一般的で、飼い主に対して忠誠心と愛情をよく表す。③これに対して猫は独立心が強いとされ、飼い主と一緒にいても自分の時間を大切にしているように見えることが多い。④また、犬は訓練がしやすく、飼い主の役に立つ仕事をするようにしつけることができる。⑤しかし猫は躾が難しく、長く飼っていても野生の本能を見せることがあるため、飼い主が管理しづらい。⑥犬は通常外で排泄するので、飼い主は面倒でも頻繁に犬を散歩させ、排泄させる必要がある。⑦ペットを選ぶ時には、飼い主の好みやライフスタイルを考慮することが重要だ。

◆ パラグラフ❷

　①カレーという料理はさまざまな国で見られるが、国によって特徴がある。②もっとも古くからカレーを食べていたといわれるインドのカレーは、濃厚でスパイシーで、多様なスパイスが使われる。③材料には肉、魚、野菜が使用され、豆や豆腐が使われることも多い。④インドでは、カレーはご飯やナンと提供される。⑤日本のカレーは甘口で、スパイスではなくカレー粉やルーで作られる。⑥甘口のためか、カレーは日本で子どもにもっとも人気があるメニューの1つだ。⑦日本では、ご飯の上にカレーをかけた状態で提供されることが多い。⑧タイのカレーは、辛さと甘さのバランスがとれていることが特徴で、香辛料が豊富に使われる。⑨鶏肉、エビ、野菜が具材として使われることが多く、ハーブも使用される。⑩タイカレーの主要なベースは、ココナッツミルクで、クリーミーな味わいを提供する。

---

2 以下のトピックセンテンスにサポートをつけるとしたらどのようなサポートがふさわしいか、考えてみましょう。

　ⓐ 都市と田舎の生活には、どちらも利点がある。

　ⓑ 自己評価と他者評価が異なるのには3つの理由がある。

　ⓒ 教育格差を解消するためには、教育制度や社会制度におけるアプローチが必要である。

ドリル サポート　　　　　　　　　**解答と解説**

1

◆ パラグラフ❶

> ①犬と猫では、犬の方がペットに向いている。②犬は、忠実で社交的な性格であることが一般的で、飼い主に対して忠誠心と愛情をよく表す。③これに対して猫は独立心が強いとされ、飼い主と一緒にいても自分の時間を大切にしているように見えることが多い。④また、犬は訓練がしやすく、飼い主の役に立つ仕事をするようにしつけることができる。⑤しかし猫は躾が難しく、長く飼っていても野生の本能を見せることがあるため、飼い主が管理しづらい。⑥犬は通常外で排泄するので、飼い主は面倒でも頻繁に犬を散歩させ、排泄させる必要がある。⑦ペットを選ぶ時には、飼い主の好みやライフスタイルを考慮することが重要だ。

→文⑥と⑦のサポートが適切ではありません。

文①はトピックセンテンスです。このパラグラフのトピックは「犬と猫」で、コントローリングアイデアは「犬の方がペットに向いている」です。このトピックセンテンスを支持するサポートは、犬と猫を比較したうえで、犬の方がペットに向いている理由を述べなければいけません。

文②は犬の性格を描写し、飼い主に対する「忠誠心」や「愛情」という言葉を使って、犬の性格がペットに向いていることを説明しています。文③は猫の性格がペットに向いていないことを述べています。文④は犬の訓練のしやすさを指摘し、躾を行えば「飼い主の役に立つ仕事」ができるといっています。これに対し文⑤は、猫は躾が難しく飼い主が「管理しづらい」と説明しています。

続いて文⑥は犬の排泄について述べていますが、犬が外で排泄することによって、なぜ犬が猫よりもペットに向いているといえるの

かの理由が書かれていません。それどころか「面倒でも」という言葉が使われているため、犬がペットに向いていないかのような印象を読み手に与えます。

文⑦は猫の排泄についての説明が行われ、それによって猫がペットに向いていないことが述べられるべきですが、まったく関係ないことが書かれています。

文⑥と⑦を以下のように修正すると、適切なサポートが書かれたパラグラフになります。これは、犬と猫を比較し、どちらがペットに向いているかについてのパラグラフなので、文⑧をコンクルーディングセンテンス（→2-4）として追加しました。

◆ パラグラフ❶（修正後）

①犬と猫では、犬の方がペットに向いている。②犬は、忠実で社交的な性格であることが一般的で、飼い主に対して忠誠心と愛情をよく表す。③これに対して猫は独立心が強いとされ、飼い主と一緒にいても自分の時間を大切にしているように見えることが多い。④また、犬は訓練がしやすく、飼い主の役に立つ仕事をするようにしつけることができる。⑤しかし猫は躾が難しく、長く飼っていても野生の本能を見せることがあるため、飼い主が管理しづらい。⑥犬は通常外で排泄するので、飼い主は排泄のために犬を毎日散歩させることによって自分も健康的な生活を送ることができる。⑦猫は砂箱内に排泄するので、飼い主は砂箱を準備したり清掃しなければならず、砂箱の臭いも気にしなければならない。⑧性格、躾のしやすさ、排泄の観点から考えると、犬と猫では犬の方がペットとして飼いやすい。

◆ パラグラフ❷

　①カレーという料理はさまざまな国で見られるが、国によって特徴がある。②もっとも古くからカレーを食べていたといわれるインドのカレーは、濃厚でスパイシーで、多様なスパイスが使われる。③材料には肉、魚、野菜が使用され、豆や豆腐が使われることも多い。④インドでは、カレーはご飯やナンと提供される。⑤日本のカレーは甘口で、スパイスではなくカレー粉やルーで作られる。⑥甘口のためか、カレーは日本で子どもにもっとも人気があるメニューの1つだ。⑦日本では、ご飯の上にカレーをかけた状態で提供されることが多い。⑧タイのカレーは、辛さと甘さのバランスがとれていることが特徴で、香辛料が豊富に使われる。⑨鶏肉、エビ、野菜が具材として使われることが多く、ハーブも使用される。⑩タイカレーの主要なベースは、ココナッツミルクで、クリーミーな味わいを提供する。

→文②・⑥・⑩のサポートが適切ではありません。

　文①はトピックセンテンスです。トピックは「カレー」で、コントローリングアイデアは「さまざまな国で見られる」と「国によって特徴がある」の2つです。このトピックセンテンスを支持するサポートは、さまざまな国のカレーを紹介し、それぞれのカレーの特徴を詳細に説明する必要があります。

　文②からはサポートとしてインドカレーの説明がはじまります。文②はインドカレーの味の特徴を述べていて、よいサポートですが、文の最初の「もっとも古くからカレーを食べていたといわれる」は余分な情報です。トピックセンテンスはカレーの歴史について述べるとはいっていないからです。

　文③はインドカレーの材料、文④はインドでのカレーの提供方法を説明して、インドカレーの特徴を詳細に説明するサポートになっています。

　インドカレーについてのサポートは、味（文②の後半の「濃厚で
スパイシーで、多様なスパイスが使われる。」）→材料（文③）→提供
方法（文④）の順番で並んでいることに注目してください。

　文⑤からは日本のカレーの説明がはじまります。文⑤は、味の特
徴の説明です。文⑥は、日本のカレーの材料について説明されるべ
きですが、子どもに人気があるという情報が書かれています。トピッ
クセンテンスの内容に関係がなく、不適切なサポートです。文⑦は
日本でのカレーの提供方法についての説明です。

　日本のカレーについてのサポートも、インドカレーのサポートと
同じく、味（文⑤）→材料（修正後の文⑥「材料には肉と野菜が使わ
れることが一般的だ。」）→提供方法（文⑦）の順番で並べるべきです。

　文⑧からはタイカレーの説明がはじまります。文⑧は味、文⑨は
材料の特徴の説明です。文⑩は、タイでのカレーの提供方法につい
ての説明があるべきですが、突然ベースの説明がなされています。
ベースもカレーの特徴の１つではありますが、インドカレーと日本
のカレーに関するサポートではベースについての情報がありません
から、このままでは一貫性のないサポートになります。

　タイカレーについてのサポートも、インドカレー、日本のカレー
と同様に、味（文⑧）→材料（文⑨）→提供方法（修正後の文⑩「ご
飯やヌードルと一緒に提供され、ハーブを添えて食べられる。」）の
順番で並べると、パラグラフ全体で一貫性のあるサポートが行われ
ているといえます。

　以下が、適切でなかったサポートの文②・⑥・⑩を修正した結果
のパラグラフです。

◆ パラグラフ❷（修正後）

①カレーという料理はさまざまな国で見られるが、国によって特徴がある。②インドのカレーは、濃厚でスパイシーで、多様なスパイスが使われる。③材料には肉、魚、野菜が使用され、豆や豆腐が使われることも多い。④インドでは、カレーはご飯やナンと提供される。⑤日本のカレーは甘口で、スパイスではなくカレー粉やルーで作られる。⑥材料には肉と野菜が使われることが一般的だ。⑦日本では、ご飯の上にカレーをかけた状態で提供されることが多い。⑧タイのカレーは、辛さと甘さのバランスがとれていることが特徴で、香辛料が豊富に使われる。⑨鶏肉、エビ、野菜が具材として使われることが多く、ハーブも使用される。⑩ご飯やヌードルと一緒に提供され、ハーブを添えて食べられる。

2

ⓐ 都市と田舎の生活には、どちらも利点がある。

　トピックは「都市と田舎の生活」、コントローリングアイデアは「どちらも利点がある」です。このトピックセンテンスを支持するサポートは、都市と田舎の生活それぞれの特徴を述べ、かつそれらの特徴が「利点」であることを説得的に書く必要があります。

　たとえば、都市の生活については「企業が多く、仕事の機会に恵まれている」、「交通が便利」、「教育機関にアクセスしやすい」などをサポートとして書くことができます。一方、田舎の生活についても「自然を楽しむことができる」、「生活費が低い」、「犯罪率が低い」などを書くことができます。

解答例

| トピックセンテンス | 都市と田舎の生活には、どちらも利点がある。 |

サポート① 都市には企業が多いので、仕事の機会に恵まれやすい。

サポート② 都市は交通が便利である。

サポート③ 教育機関にもアクセスしやすい。

サポート④ 一方、田舎の生活では自然を楽しむことができる。

サポート⑤ 田舎は生活費も低く抑えることができる。

サポート⑥ 田舎は犯罪率が低く、安全に暮らすことができる。

＊各サポートは必要に応じて複数の文で書き、そのサポートをより詳しく説明することもできます。たとえば、サポート②の後なら、「都市では地下鉄、バス、タクシーなどを簡単に利用できる。」などと書き足すことができます。

ⓑ 自己評価と他者評価が異なるのには３つの理由がある。

　トピックは「自己評価と他者評価」、コントローリングアイデアは「異なるのには３つの理由がある」です。このトピックセンテンスを支持するサポートは、自己評価と他者評価がどう異なるかを述べ、なぜ異なるかの理由を３つ挙げるものとなります。

　たとえば、「『自己陶酔バイアス』があると、自己評価が高くなる」、「『謙遜性バイアス』があると、自己評価が低くなる」、「『知覚のギャップ』があると、自己評価と他者評価が異なる」などをサポートとして書くことができます。

解答例

トピックセンテンス	自己評価と他者評価が異なるのには３つの理由がある。
サポート①	第一に、「自己陶酔バイアス」があると、自己を過大評価しがちになり、自己評価が他者評価より高くなる。
サポート②	第二に、「謙遜性バイアス」があると、自己を過小評価しがちになり、自己評価が他者評価より低くなる。
サポート③	第三に、「知覚のギャップ」があると、自己評価と他者評価が異なる。人は他者の性格や行動について一部分しか知ることができないため、他者を過大評価したり過小評価したりするのである。

ⓒ 教育格差を解消するためには、教育制度や社会制度におけるアプローチが必要である。

　トピックは「教育格差」、コントローリングアイデアは「解消するためには、教育制度や社会制度におけるアプローチが必要である」です。このトピックセンテンスを支持するサポートは、教育格差を解消するための解決法となります。解決法には、教育制度におけるアプローチと、社会制度におけるアプローチの両方が含まれている必要があることに注意します。

　たとえば、教育制度におけるアプローチとして「学校の質の向上」と「教育テクノロジーの利用」、社会制度におけるアプローチとして「平等なアクセスの提供」と「学校外の支援」などを挙げることができるでしょう。

解答例

> `トピックセンテンス`
> 　教育格差を解消するためには、教育制度や社会におけるアプローチが必要である。
>
> `サポート①` まず、教育制度におけるアプローチとして、「学校の質の向上」と「教育テクノロジーの利用」が考えられる。学校の質を向上するためには、教員の教育力を伸ばすためのトレーニングを行ったり、適切な学習環境を提供する必要がある。教育テクノロジーとは、オンライン教育やデジタルリソースを意味する。教育テクノロジーを利用すれば、特に遠隔地の生徒に教育を提供することができる。
>
> `サポート②` 次に、社会におけるアプローチとしては、「教育に対する平等なアクセスの提供」と「学校外の支援」を検討すべきである。すべての生徒に教育に対する平等なアクセスを提供するためには、地理的や経済的な障壁を取り払う必要がある。また、社会的、経済的、医療的支援など、学校外での支援も充実させるべきである。

　＊この解答例ではサポートが2つしかありませんが、各サポートに複数の文が含まれていますので、トピックセンテンスを十分に支持するサポートであるといえます。

伸び縮みするトピックセンテンス？！の不思議

　2-1でも紹介したとおり、パラグラフライティングのもっとも基本的なルールは「One topic, one paragraph ルール」です。このルールは単純に見えますが、実は難しい問題を含んでいます。なぜなら、one topic とは予め決まっているものではなく、書き手が「自由に」設定することができるからです。

　たとえば、書き手があるパラグラフのトピックを「花」だと決めたとすると、書き手はサポートで「すべての」花について書くことができます。1つ目のサポートでは「バラ」について述べ、2つ目のサポートでは「サクラ」について述べ…ということが可能なわけです。

　しかし、書き手がトピックを「自由に」決められるということはトピックが何でもいい、ということではありません。パラグラフは「1つのトピックについて十分に説明をする文のまとまり」ですから、読み手はそのまとまりを一気に読みます。読み手が一気に読んだ時に無理なく理解してもらえるように書くには、1つのパラグラフの長さやそこに含まれる情報量には限界があるはずです。ですから、一般的には「花」というトピックはトピックとしては「大き過ぎる」といえます。これに対し、書き手がトピックを「バラ」と設定すれば、サポートではバラ以外の花について触れることはできませんから、「花」よりも適切なトピックといえそうです。書き手がトピックをさらに絞り、「バラの香り」とすれば、サポートではバラの色について書くことはできません。このように、書き手はトピックを「伸び縮み」させて、1つのパラグラフのトピックとして現実的かどうかを探っていく必要があります。

　トピックは、コントローリングアイデアによっても絞ることができます。トピックが「花」であったとしても、コントローリングアイデアを「（花は）ヒトの気持ちを落ち着かせる香りをもっている」とすれば、サポートでは「ヒトの気持ちを落ち着かせる花の香り」についてしか触れられません。コントローリングアイデアが、「花」という「大き過ぎる」トピックを絞り込み、1つのパラグラフで論じるのに現実的なトピックセンテンスとなったといえます。

しかし、トピックと同じようにコントローリングアイデアを決めるのも書き手ですから、適切なコントローリングアイデアを見つけるのも簡単ではありません。コントローリングアイデアで「大き過ぎる」トピックを絞るべきなのに、コントローリングアイデアも茫洋としていてトピックを絞り切れないとか、逆に具体的過ぎてトピックセンテンスに必要な「抽象性」（→ p.41）をなくしてしまうこともあります。

　このようにトピックもコントローリングアイデアも、そしてこれらから成るトピックセンテンスも「伸び縮み」する概念です。適切なトピックセンテンスを書くという行為は、トピックやコントローリングアイデアを「伸び縮み」させながら、本当に書きたいことを発掘していく行為です。

（高橋良子）

背景知識と日本人のライティング

　日本人がトピックセンテンスに背景知識を書いてしまいがちなのは、日本人に馴染みのあるライティングスタイルである「起承転結」の影響かもしれません。

　「起承転結」では、「起」はトピックの背景や前提を指し、本当のトピックは「承」で現れます。「起承転結」に従ったライティングは、日本語の一般的なライティングでは好ましいとされていますが、アカデミックライティングにおいては適切ではありません。日本語の一般的なライティングと（特に英語による）アカデミックライティングとは、構造的にまったく異なるものなのです。

　背景知識を書きたくなった時は、まずはそのアカデミックライティングやパラグラフに本当に背景知識が必要かを考えてみましょう。アカデミックライティングは基本的にはその分野の専門家が読むものですから、その分野についてまったく知識がない人が必要としているような背景知識は必要がないこともあります。必要がなければ背景知識は削除します。

　それでは、背景知識が必要な場合はどうすればいいのでしょうか。2つ方法があります。

　1つ目は、背景知識を伝えることを目的としたパラグラフを書く方法です。たとえば、あるパラグラフのトピックセンテンスを「リンゴにはさまざまな栄養素が含まれており、体によい食品とされている。」と書いたとします。読み手が「リンゴ」についてよく知らないと思われる場合は、「リンゴ」の背景知識をどこかに書かなければいけません。読み手が「リンゴ」についてまったく知識をもっていなければ、多くの背景知識を共有する必要がありますから、「リンゴ」の背景知識を伝えるパラグラフを1つ作り、トピックセンテンスをたとえば「リンゴは多くの国で昔から食べられている果物である。」とします。このパラグラフのサポートでは、リンゴがどのような国でいつ頃から食べられているかをしっかりと説明することになりますから、背景知識を十分に説明することができます。このパラグラフの後でリンゴの栄養素についてのパラグラフを書きます。ここではもう、リンゴの背景知識を書く必要はありません。

2つ目は、トピックセンテンスの直後のサポートに簡単に背景知識を書く方法です。読み手のために「リンゴ」について背景知識を書いておきたいけれども、読み手もある程度の知識をもっていて、それほどたくさんの背景知識は必要でないという場合に使われる方法です。トピックセンテンスが「リンゴにはさまざまな栄養素が含まれており、体によい食品とされている。」だとすると、このパラグラフのサポートで重要なのは、リンゴにはどのような栄養素が含まれていて、それがどう体によいのかを説明することですが、これについて説明をする前にトピックセンテンスの直後に、リンゴの背景知識を述べるサポートを入れます。たとえば、「リンゴはバラ科の果物であり、広く栽培されて食べられている。」という文を最初のサポートにするのです。こうすれば、トピックである「リンゴ」を説明していることになるので、サポートとして問題ありません。2つ目以降のサポートではリンゴの栄養素について詳しく説明する必要がありますから、この方法では大量の背景知識を書くことはできませんが、少しだけ背景知識を書いておきたいという時に有効な方法です。

　とにかく、「パラグラフの最初にはトピックとコントローリングアイデアから成るトピックセンテンスを書くのであり、トピックの背景知識を書くのではない」ということを覚えておきましょう。

（高橋良子）

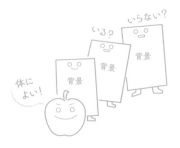

2-4
コンクルーディング
センテンス

> パラグラフの**コンクルーディングセンテンス**って何ですか？

> コンクルーディングセンテンスとは、パラグラフの最後に
> 書かれる文のことです。主な役割は、パラグラフを「要約」
> することです。コンクルーディングセンテンスは、トピッ
> クセンテンス、サポートに次ぐパラグラフの3つ目の要素
> ですが、実際には書かれないことも多いです。

　コンクルーディングセンテンス（Concluding Sentence）は、パ
ラグラフの**第三の要素**であり、パラグラフの最後に置かれる文です。
　コンクルーディングセンテンスの「コンクルーディング」は、「結
論」という意味ではなく、単に「最後の」という意味であることに
注意しましょう。パラグラフライティングにおけるコンクルーディ
ングセンテンスは、パラグラフの結論を述べるものではありません。
また、トピックセンテンスやサポートで書かれなかった新しい情報
を伝えてもいけません。

パラグラフライティングのコンクルーディングセンテンスは、パラグラフのトピックセンテンスを**パラフレーズ**した文です。パラフレーズというのは、元の文の意味は一切変えず、元の文で使用されていた単語と文法を変えることによって、元の文の意味を保持した新しい文を作ることです。したがって、コンクルーディングセンテンスは、トピックセンテンスに新しい情報を加えたり、トピックセンテンスにあった情報を省くことはありません。

コンクルーディングセンテンスは、パラグラフが長かったり、パラグラフの内容が複雑な場合、読み手の理解を助けたり、次のパラグラフに行く前にそのパラグラフの内容を整理する機能を果たします。しかし、このようなことを行う必要がない場合は、コンクルーディングセンテンスは書かなくても構いません。

コンクルーディングセンテンスは、トピックセンテンスやサポートに次ぐ、パラグラフの第三の要素ではありますが、トピックセンテンスやサポートのように、パラグラフにとって絶対不可欠な要素ではない、ということです。

例31

トピックセンテンス	パンケーキは、3つの過程を経て作られる。
	（サポートは略）
コンクルーディングセンテンス	パンケーキを作るためには、3つのステップが必要なのである。

例31は、パンケーキの作り方についてのパラグラフです。トピックセンテンスを見ると、トピックは「パンケーキ」で、コントローリングアイデアは「3つの過程を経て作られる」です。

パラグラフの最後の文がコンクルーディングセンテンスです。コンクルーディングセンテンスは、トピックセンテンスの「過程」という単語を「ステップ」と言い換え、「3つの過程を経て作られる」

を「（パンケーキを）作るためには、3つのステップが必要なのである」と言い換えることによって、トピックセンテンスをパラフレーズしています。

　このように、トピックセンテンスとコンクルーディングセンテンスは、見た目は変わりますが、内容はまったく変わりません。

例32

トピックセンテンス　パンケーキは、3つの過程を経て作られる。

（サポートは略）

コンクルーディングセンテンス　パンケーキを作るためには、材料を揃える、材料を混ぜ合わせてタネを作る、タネを焼くという3つのステップが必要である。

　例32は、**例31**とほとんど変わりませんが、コンクルーディングセンテンスは、トピックセンテンスよりも具体的な情報である、「材料を揃える」、「材料を混ぜ合わせてタネを作る」、「タネを焼く」を含んでいます。**例32**では、トピックセンテンスの後のサポートが略されていますが、コンクルーディングセンテンスを読めば、読み手はサポートで3つの過程が説明されていたこと、それぞれの過程が何であったかを思い出すことができます。一見、コンクルーディングセンテンスがトピックセンテンスと大きく異なるように見えますが、トピックセンテンスは抽象性が高く、コンクルーディングセンテンスは抽象性が低くなっているだけで、異なる内容を表しているわけではありません。もしもこのパラグラフが長く、複雑なものだったのであれば、このようなコンクルーディングセンテンスを最後に書くことは読み手の助けになります。

コンクルーディングセンテンスを書く時に起こりがちな問題

コンクルーディングセンテンスは書かれないことも多いので、トピックセンテンスやサポートに比べると、問題が起こることはあまりありません。

コンクルーディングセンテンスを書く時には以下に気をつけましょう。

1 トピックセンテンスとコンクルーディングセンテンスが同じ文である

コンクルーディングセンテンスの内容は、トピックセンテンスの内容と同じでなければいけませんが、トピックセンテンスを「コピペ」してコンクルーディングセンテンスとしてはいけません。

コンクルーディングセンテンスは、トピックセンテンスのパラフレーズとなります。

2 パラグラフで書かれなかった情報が含まれている

例33

トピック センテンス	パンケーキは、3つの過程を経て作られる。
	（サポートは略）
コンクルー ディング センテンス	おいしいパンケーキを作るためには、3つのステップが必要なのである。 **NG!**

例33のコンクルーディングセンテンスには、トピックセンテンスにはなかった「おいしい」という表現が追加されています。たった一言の違いですが、「一般的なパンケーキ」と「おいしいパンケー

キ」は異なるものです。トピックセンテンスの内容と異なる内容を
コンクルーディングセンテンスで書くことはできませんので、「おい
しい」は削除しなければいけません。

例34

トピック
センテンス　　パンケーキは、3つの過程を経て作られる。

（サポートは略）

コンクルー
ディング
センテンス　このように、パンケーキを作る3つのステップは、ワッフルを作るステッ
プともよく似ている。　　　　　　　　　　　　　　　　NG!

　例34のコンクルーディングセンテンスは、トピックセンテンス
が含んでいない「ワッフル」に触れてしまっています。トピックセ
ンテンスとサポートを注意して書いても、最後に気が緩んだり、無
理をして特別なコンクルーディングセンテンスを書こうとすると、
例34のようなコンクルーディングセンテンスを思わず書いてしま
うということが起こります。
　コンクルーディングセンテンスは必要な時にのみ書くこと、コン
クルーディングセンテンスはトピックセンテンスをパラフレーズす
ること、に注意しましょう。

3章

パラグラフを
書いてみる

3章では、2章で学んだパラグラフ
ライティングの基本にもとづき、
実際にパラグラフを書いていきま
す。3-1では、パラグラフライティ
ングの考え方に従い、1つのパラ
グラフを書く練習を行います。3-2
では、パラグラフを推敲する方法
を確認します。

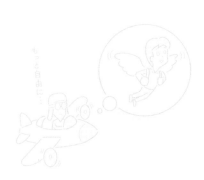

3-1
基本のパラグラフを書いてみる

　　パラグラフライティングでは、まず1つのパラグラフを適切に書けるようになることを目標としています。1つのパラグラフが適切に書けるようになれば、複数のパラグラフから成る論文も適切に書けるようになります。

生理学実験に関するパラグラフ

　　ここでは、医学部低学年の生理学の授業で行われる、腎機能を対象とする実習で、学生が書くレポートのなかの1つのパラグラフを書いてみます。

　　この実習の内容と目的は次のとおりです。

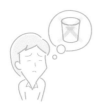

実習の内容・目的・結果

　実習当日の朝食後、学生は飲食を禁じられ軽度の脱水状態となっている。午後の実習では定期的に尿量を測定し、尿中のさまざまな物質を測定する。実習中に学生に飲水させ、それによって尿量や尿の性質がどのように変化するかを観察する。

　この実習で学生が学ぶべきポイントの1つは、腎臓による尿の濃縮能である。腎臓の機能は老廃物を尿に溶かして排泄することであるが、その時に生命に必要な水分は排泄したくないので、脱水時には濃い尿を作る必要が生じる。濃い尿では、水に溶けた老廃物の濃度が高くなるので、尿の比重が増す。実習では、尿比重の測定により、水の過不足による尿の濃さの変化を観察し、腎臓の尿濃縮能について学習する。

　実験の結果、実習開始時（飲水前）には尿量が少ないが尿比重が高く、飲水後には尿量が増加して尿比重が低下することがわかった。

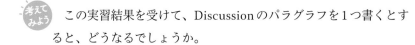

　この実習結果を受けて、Discussionのパラグラフを1つ書くとすると、どうなるでしょうか。

例1

① トピックセンテンス 腎臓は、脱水時には尿中の水分量を減らし、高濃度の老廃物を含んだ比重の高い尿を作ると考えた。② サポート1 実習において、脱水時には尿比重の高い尿が少量排泄されたということは、腎臓には体内の水分量に応じて老廃物濃度の異なる尿を作る能力があることを示している。③ サポート2 教科書には、脱水による血漿浸透圧の上昇が視床下部の浸透圧受容器を刺激し、下垂体後葉からのバソプレッシンの分泌を促すと記載されている[1]。④バソプレッシンは腎臓の遠位尿細管や集合管に働いて水の再吸収を促進し、尿の浸透圧を上げる。

1)「ガイトン生理学原著第13版」、エルゼビア・ジャパン、2018

＊英語版→p.124

　文①はトピックセンテンスです。この実習の対象は腎機能なので、パラグラフのトピックは「腎臓（の機能）」です。コントローリングアイデアは、「脱水時には尿中の水分量を減らし、高濃度の老廃物を含んだ比重の高い尿を作ると考えた」です。文①はトピックとコントローリングアイデアから成る、適切に書かれたトピックセンテンスです。

　文②以下の文は、文①のトピックセンテンスに対するサポートです。

　文②は サポート1 です。実習の結果を根拠として挙げ、トピックセンテンスを支持しています。

　文③からは サポート2 です。教科書の記述を参照することにより、トピックセンテンスの内容をより深く説明し、トピックセンテンスと文②をつなぐ理由を書いています。 サポート2 は文③と文④の2つの文に分けて書かれています。

　以上のように、**例1**のパラグラフはトピックセンテンスとサポートというパラグラフライティングの手法に従うことによって、学生が実習のレポートで書くことを求められているDiscussionが適切に書かれています。

Discussionのパラグラフ（2）

　以下の**例2**は、**例1**と同じ実験に関するもので、同じくDiscussionのパラグラフです。

 例1と**例2**のパラグラフはどう異なっているでしょうか。

例2

　① トピックセンテンス 腎臓は、脱水時には尿中の水分量を減らし、高濃度の老廃物を含んだ比重の高い尿を作ると考えた。② サポート1 尿を介して老廃物を排泄する場合、尿中の老廃物が生む浸透圧により体内から尿中への水分の移動が起きるはずである[1]。③ しかし、それでは、体内の水が、薄い尿の形で大量に失われてしまう。④ サポート2 実習において、脱水時には尿比重の高い尿が少量排泄されたということは、腎臓には体内の水分量に応じて老廃物濃度の異なる尿を作る能力があることを示している。⑤ サポート3 教科書には、脱水による血漿浸透圧の上昇が視床下部の浸透圧受容器を刺激し、下垂体後葉からのバソプレッシンの分泌を促すと記載されている[2]。⑥ バソプレッシンは腎臓の遠位尿細管や集合管に働いて水の再吸収を促進し、尿の浸透圧を上げる。

1）Wikipedia：浸透圧：https://ja.wikipedia.org/wiki/%E6%B5%B8%E9%80%8F%E5%9C%A7
2）「ガイトン生理学原著第13版」、エルゼビア・ジャパン、2018

＊英語版→p.125

例1と例2のパラグラフの違いは、例2ではサポートの一部である青のハイライト部分が追加されているという1点のみです。それではこの青のハイライト部分がサポートとしてどのような働きをしているかを確認しておきましょう。

　例2のパラグラフのトピックセンテンスである文①は、例1のトピックセンテンスとまったく同じです。

　例2の サポート1 である文②では、尿中の老廃物が生む浸透圧によって体内から尿中への水分の移動が起こるはずだという、書き手がもっている浸透圧についての理科の知識が述べられています。 サポート1 は2つの文によって書かれており、文③は「しかし」という接続詞からはじまって、理科の授業で学んだことがそのまま体内でも起こっているならば、体内の水が薄い尿の形で大量に失われてしまい、それは人体にとって都合が悪いのではないか、という疑問を呈しています。

　つまり、例2のパラグラフの書き手は、自分がすでにもっている知識と今回の実習で観察した実験結果とを結びつけるところからサポートを書いていて、これが例1のパラグラフでは欠けていた部分です。

　例2のサポートの流れを再度確認すると、まず サポート1 で既習の知識を書き、それに対する疑問を呈し、 サポート2 で脱水時には尿比重の高い尿が少量排泄されたという実験結果を見つめ、 サポート3 で生理学の教科書を引用し、実験結果を生理学を学んで新たに得た知識で理解したことによって、トピックセンテンスの内容を説明しつくしたことになります。

　科学分野の論文やレポートのDiscussion部分では、まず重要な実験結果をきちんと押さえることが重要です。そのうえで、それが書き手である自分自身や読み手がすでに知っていることと、どのよう

に関係しているかを論じなければいけません。たとえば、自分がすでに知っていることと実験結果に相違がなければ、相違がなかったことを説明することがサポートとなります。逆に相違があれば、なぜ異なっているのか仮説を立てたり、新しく学んだ知識を使って、その相違を矛盾なく説明しようとすることがサポートとなります。

　例1も**例2**も、パラグラフライティングの手法に則っているので、パラグラフとしては適切に書かれているといえます。

　しかし、サポートを詳しく分析すると、**例2**の方が学生に期待されている実験レポートとして質が高いですし、読み手にとって理解しやすいパラグラフにもなっています。

　このように、パラグラフライティングの手法に則って書くと、**例1**のようにアカデミックライティングとして最低限守らなければけないルールを守って書くこともできますし、**例2**のように表現すべきことをしっかりと表現しつつも、論理の流れを見失うことなく、アカデミックライティングを行うこともできます。

　皆さんも、パラグラフライティングを使って、まずは**例1**のようなパラグラフを書くことからはじめ、最終的には**例2**のような、より自由で、より質の高いパラグラフを書くことを目指してください。

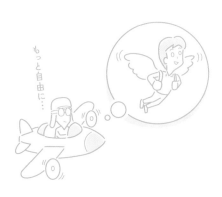

もっと自由に…

筆者は、学生に実験レポートを課す立場にいるわけですが、実は、筆者が最初に書いたのは**例1**でした。パラグラフライティングに従って**例1**を書いた後で、普段の自分が学生にもっとレベルの高い実験レポートを求めていることを思い出して、サポートの流れや内容を考え直し、**例2**を書きました。トピックセンテンスを読み返すと、あまりにも当たり前のことを書いているように感じて、これが「発見」であることを伝えるためのサポートが必要だと感じたのです。**例1**と**例2**を比較すると、**例2**の方がアカデミックライティングとして質が高いことは事実ですが、**例1**を書き上げた時点でトピックセンテンスがしっかりと書けていたおかげで、簡単に頭の中の整理をして**例2**を完成させることができました。

生物学実験に関するパラグラフ

　次は、医学部低学年の生物学の授業で行われる、浸透圧の実験について、学生が書くレポートのなかのパラグラフを書いてみます。
　この実験の目的・材料・方法は以下のとおりです。

実験の目的・材料・方法

　ウサギの赤血球を用いて、単一細胞の浸透圧による変化、反応を観察、計測し調べることが実験の目的である。

　実験の方法は以下のとおりである。実験に使用するウサギの血液は、血液と等量のAlsever氏液と混ぜて調製し販売されているものを用いた。スクロース水溶液は、0.08 M、0.25 M、1.00 Mのものを準備した。まず、0.25 Mのスクロース溶液0.5 mLが入ったチューブに、5 μLのウサギの血液を添加し、ゆるやかに混和した。10分後に、そこから10 μLの懸濁液をスライドグラスにとり、観察した。続いて、0.08 M、1.00 Mのスクロース溶液でも同様の操作を行い、特に細胞の形に注目して光学顕微鏡観察を行った。

　この実験については、ResultsのパラグラフとDiscussionのパラグラフを書いてみます。

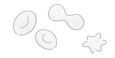

例3

① トピックセンテンス 赤血球の形は、赤血球を懸濁している溶液の浸透圧に依存して変化した。② サポート1 0.25 M のスクロース溶液中の赤血球は、円盤形をしており、多くの赤血球で"へり"をはっきりと観察することができた（図1A）。③ 0.25 M スクロース溶液に懸濁した赤血球ではさらに、ダンベル形をした細胞をみつけた（図1A挿入図）。④ サポート2 一方で、0.08 Mスクロース溶液に懸濁した場合、へりをもった円盤形の細胞はまったくみつからなかった（図1B）。⑤ そして、画像処理をすると顕微鏡画像の背景から、円盤形の細胞を区別して可視化することができた（図1B'）。⑥ サポート3 1.00 M のスクロース溶液に懸濁した赤血球は簡単にみつけることができて、それらはシワが寄っていた（図1C）。

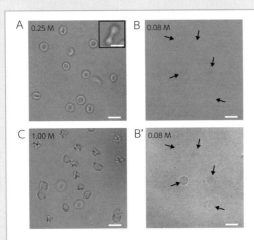

図1　濃度の異なるスクロース溶液に懸濁した赤血球の形の違い

0.25 M（コントロール）、0.08 M、1.00 M のスクロース溶液に懸濁した場合の顕微鏡観察像を、それぞれA、B、Cで示した。Aの挿入図はダンベル形の赤血球の像である。Bでは、矢印で示した部分にコントラストが低い丸い構造がある。B'は、Bを画像処理して得た像である。Aの挿入図のスケールバーは5 μm、それ以外は10 μm。

＊英語版→p.126

　文①はトピックセンテンスで、トピックは「（ウサギの）赤血球の形」、コントローリングアイデアは「赤血球を懸濁している溶液の浸透圧に依存して変化した」です。

　トピックセンテンスを見ると、このパラグラフは実験の結果として、溶液の浸透圧に依存して変化する赤血球の形を描写するパラグラフであることが明確にわかります。読み手は、サポートでは溶液の浸透圧の種類と、それぞれの種類の溶液内での赤血球の形の変化について説明されるであろうことを期待して読み進めることになります。

　文②以降はサポートです。このパラグラフにはサポートが3つありますが、それはこの実験で使用した溶液の種類が3つだからです。

　文②と文③は サポート1 で、0.25 Mの溶液中の赤血球の形を描写しています。文②には円盤形でへりがはっきりと観察できたことが書かれ、文③にはダンベル形も観察されたことが書かれています。

　文④は サポート2 で、0.08 Mの溶液中の赤血球の形を描写しています。 サポート1 で描写した0.25 Mの溶液の場合と異なり、へりをもった円盤形がまったく見つからなかったと報告しています。文⑤も0.08 Mの溶液の話が続いているので、 サポート2 が2つの文で書かれていることがわかります。

　文⑥は サポート3 で、1.00 Mの溶液中の赤血球の形を描写しています。

　3つあるサポートの、最初の文の書き方にも注目してください。 サポート1 の最初の文である文②は、「0.25 Mのスクロース溶液中の…」とはじまっています。これにより、 サポート1 は0.25 M溶液に関するサポートであることが読み手にすぐに伝わります。 サポート2 の最初の文である文④では、「一方で」という接続表現を使い、その直後に「0.08 Mスクロース溶液に…」と続けています。これによって、文③で サポート1 が終わり、文④から サポート2 がはじまるこ

と、そして サポート2 は0.08 M溶液についてのものであることがわかります。 サポート3 となる文⑥は、「1.00 Mのスクロース溶液に…」からはじまっていて、1.00 M溶液についてのサポートであることがわかります。

　このように、1つのサポートと次のサポートとの境目の表現に気を遣うと、サポートを書きやすくなるだけでなく、読み手にも理解しやすいパラグラフを書くことができます。

　例3は適切なResultsのパラグラフです。

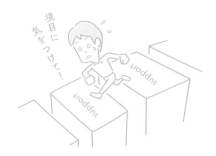

2 Discussion のパラグラフ

例4は、例3のResultsのパラグラフで報告された実験結果を踏まえ、考察を行うDiscussionのパラグラフです。

例4

① トピックセンテンス 低張、等張、高張溶液条件下での赤血球の多様な形は、細胞膜を通した水の出入りの指標となる。② サポート1 私たちの研究では、水のみが拡散によって、また水チャネルであるアクアポリンを通して細胞膜を透過することができると考える[1]。③ サポート2 0.25 Mのスクロース溶液は血漿と同程度の浸透圧をもち、赤血球と等張だと考えられるので、0.25 Mのスクロース溶液中での赤血球の形は、血液中でのそれを反映している。④ ダンベル形の赤血球は、両面が凹の円盤形の赤血球の断面であると考えることができる。⑤ サポート3 0.08 Mのスクロース溶液（低張）では、水分子は赤血球内に透過して侵入し、それにより細胞が膨らみ、最終的には爆発してしまったのであろう。⑥ 言い換えると、溶血が起こり、ヘモグロビンを含む細胞質基質が赤血球から流出したということになる。⑦ 赤血球を0.08 Mのスクロース溶液に懸濁した場合に観察されたものは、ヘモグロビンを含んでいない、爆発した後に再び細胞膜が修復したものであると考えられる[2]。⑧ このことは、なぜ0.08 Mのスクロース溶液の場合に、赤血球が顕微鏡下で極めて低いコントラストしか有しなかったのかということを説明することができる。⑨ サポート4 一方で、1.00 Mのスクロース溶液（高張）の場合には、水分子が赤血球の外に出て、細胞が縮み、シワが寄っていた。

1）「Essential 細胞生物学原書第5版」、南江堂、2021
2）Bodemann H & Passow H：J Membr Biol, 8：1–26, 1972

＊英語版→p.127

文①はトピックセンテンスです。トピックは「低張、等張、高張溶液条件下での赤血球の多様な形」で、コントローリングアイデアは「細胞膜を通した水の出入りの指標となる」です。

　このトピックセンテンスにより、読み手はこのパラグラフのサポートでは、低張、等張、高張溶液の各条件下での赤血球の形が、細胞膜を通した水の出入りの指標となっていることが詳しく説明されているだろうと想像します。また、低張、等張、高張溶液と、条件が3つあるわけですから、サポートは少なくとも3つあるだろうということも想像できます（実際には、 サポート1 が追加されているため、サポートは4つとなっています）。

　文①は適切なトピックセンテンスですが、このトピックセンテンスのトピックに注目してください。トピックに「低張、等張、高張溶液条件下での」という修辞表現がついていて、かなり細かいトピックになっていることがわかると思います。2章（→p.36）で述べたように、パラグラフのトピックを何にし、コントローリングアイデアを何にするかは、書き手が自由に決めることができます。ここでトピックが細かいものになったのは、パラグラフのトピックの焦点をはっきりさせ、そのトピックに関してコントローリングアイデアが示している内容を、1つのパラグラフで過不足なく説明するための、書き手の判断が働いています。

　サポートも確認しておきましょう。

　文②は サポート1 で、このパラグラフにおける議論の前提となっている知識を確認しています。これから議論を進めて行くにあたり、最初にすでにもっている知識や前提となっている知識を確認しておくことは有効なので、文②が サポート1 となっています。

　文③以降は、0.25 M、0.08 M、1.00 Mの3種類のスクロース溶液についての考察が、 サポート2 、 サポート3 、 サポート4 として現れます。これらの3つのサポートのそれぞれが、**例3**のResultsの

パラグラフの サポート1 、 サポート2 、 サポート3 に対応している
ことを確認してください。

　文③からはじまる サポート2 ではまず、0.25 M溶液で見られた赤
血球の形について議論しています。文③は、0.25 M溶液は血漿と同
程度の浸透圧をもっていることから、この中での赤血球の形は血液
中での形を反映している、と説明しています。続いて文④は**例3**の
Resultsのパラグラフで説明した、ダンベル形の赤血球についても議
論しています。**例3**と**例4**のパラグラフの書き手が、Resultsと
Discussionに密接な関連性をもたせていることがわかります。

　文⑤からはじまる サポート3 では、0.08 M溶液における結果につ
いての議論がはじまります。文⑤の最初に「0.08 Mのスクロース溶
液では」と書くことによって、 サポート2 (0.25 M溶液に関するも
の)が終わり、0.08 M溶液に関する新たなサポートがはじまること
をはっきりさせています。また、文⑤は「(低張)」という、トピッ
クセンテンスで使用したのと同じ表現をくり返すことで、トピック
センテンスとサポートとのつながりを読み手に意識させています。
文⑤で一般的な議論を行った後に、文⑥の最初で「言い換えると」
として、文⑤の内容を言い換えることによって議論を深め、読み手
の理解を助けています。文⑦では、溶血したのであれば、細胞膜は
壊れたままになるはずだという予想と、実際の観察結果が異なる理
由を考察し、さらには溶血後の細胞膜の挙動にまで議論を深めてい
ます。文⑧は、**例3**のResultsのパラグラフの文⑤で描写した、顕
微鏡下の現象についても議論を行い、 サポート3 の最後の文としま
した。

　1つのサポートは通常、1〜3文で書くことが多いのですが、サ
ポート内の文の数を増やす必要性があったり、**例4**の サポート3 の
ように文の数を増やすことによって議論を深めることができる場合

は、文の数は気にせずに必要なだけ書いて構いません。ただし、文の数が増えれば増えるほど、サポートの機能を果たしていない文を書いてしまいがちになりますので注意が必要です。

　文⑨は サポート4 になります。文⑨の最初に「一方で」、「1.00 Mのスクロース溶液の場合には」という表現を使い、ここから新しいサポートがはじまること、このサポートは1.00 M溶液に関するものであることをわかりやすく書いています。 サポート3 をはじめた時と同じように「（高張）」という表現を再度使って、トピックセンテンスとの一体感を出しています。

　例3のResultsのパラグラフと、**例4**のDiscussionのパラグラフは、異なる2つのパラグラフです。しかし、それぞれのパラグラフでサポートを注意深く書くことによって、2つのパラグラフが同じ実験に関するものであり、お互いに強く関連していることを読み手に伝えようとしています。

　このように、それぞれ独立したパラグラフでありながら、関連性のあるパラグラフを複数書けるようになってくると、パラグラフライティングをIMRAD形式の論文や実験レポートに応用できるまであと一歩です（→4章）。

トピックセンテンスを「いつ書くべきか」問題

　パラグラフライティングにおける「パラグラフ」の要素を理解するためには、トピックセンテンスについて最初に理解しておく必要があります。

　しかし、実際にパラグラフを書く時には、トピックセンテンスをいつ書くか、つまりトピックセンテンスを最初に書くべきか、それともサポートを最初に書くべきかについての決まりはありません。

　一般的には、トピックセンテンスが曖昧である状態は、自分が本当に何を書きたいかがわかっていない状態なので、そのままでパラグラフを書きはじめることは難しいでしょう。しかし、最初に「完璧な」トピックセンテンスを書くのも難しいのです。完璧だと自分が信じるトピックセンテンスを最初に書いたとしても、パラグラフを書き進めていくとトピックセンテンスをサポートがうまく支持できない場合があります。最初に書いたトピックセンテンスが完璧であるはずだという思いが強ければ強いほど、サポートをこねくりまわしてしまうのですが、どうしても効果的なサポートが書けない場合は、結局はトピックセンテンスを修正することになります。このような場合は、完璧に見えていたトピックセンテンスのトピックやコントローリングアイデアが実は曖昧、不自然、非論理的であったりして、トピックセンテンス自体が問題を含んでいることが多いのです。つまり、トピックセンテンスを支持するはずのサポートによって、トピックセンテンスが修正されたり否定されたりすることもあるのです。

　実際のアカデミックライティングでは、トピックセンテンスとサポートを行ったり来たりしながらパラグラフを完成させていくことが多いです。通常は「とりあえず」トピックセンテンスっぽい文をパラグラフの最初に

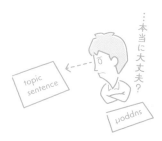

置いておき、サポートを書いてはトピックセンテンスを修正し、トピックセンテンスを変更してはサポートを書き直す、という過程を何度もくり返し、最終的に適切なトピックセンテンスとサポートから成るパラグラフを完成させます。

　このように、パラグラフライティングに従って書くと、ライティングの構造だけでなく、ライティングの内容までよくしていくことができます。だからこそ、パラグラフライティングがアカデミックライティングの手法として定着しているのです。

（高橋良子）

パラグラフライティングが思考を促す

　どんな分野にも生れつきの才能というものがあり、特別な指導を受けなくてもよい文章を書ける人がいます。残念ながら私はそうではありませんでした。そのため、自分の力で論文を書く立場になってから苦労しました。論文の査読では「文章がわかりにくい」という指摘を何度も受けました。そのためかどうかはわかりませんが論文がリジェクトされることも多かったし、研究費の獲得にも影響していたと思います。文章や論文の書き方に関する本を何冊も読みましたが効果はありませんでした。そういう類の本を本屋で探していて、パラグラフライティングという見なれない言葉に出会いました。少数の明確なルールに従えば、わかりやすい文章を書けるようになるパラグラフライティングという技術は、私にあっていたのだと思います。文章がわかりにくいという指摘を受けることが減り、論文もアクセプトされ、研究費ももらえるようになりました。

　文章に対する苦手意識が徐々に減っていくのを感じた時、自分の考え方が整理されていることに気付きました。書くという行為には、頭の中にすでにある概念を紙の上に移すだけではなく、逆にそれが頭に働きかけるという双方向性があるので、書き手自身が変わるのです。このコラムでは、パラグラフライティングがどのように書き手の思考や内面に働きかけるのか説明します。

　書き手が変わるステップとして最初に挙げたいのは、トピックセンテンスを書く時です。パラグラフの書きはじめですね。トピックセンテンスはそのパラグラフで書き手が主張したい内容です。自分はそのパラグラフで何を伝えたいのか、それが1つの文になるまで絞りこまなくてはいけません。私たちは、日常生活のなかで、本当に自分が伝えたいことは何かを突き詰めて考える習慣がないので、トピックセンテンスという概念を学習しなければ、自分の考えが曖昧なまま書きはじめてしまいます。書き手にとって内容が明確でなければ、明確な文章は生まれません。

　次に挙げたいのは、サポートを考えるステップです。サポートでは、トピックセンテンスが主張する内容の根拠や論拠を挙げます。トピックセンテンスが書ければ、サポートを書くことは難しくありません。しかし、十

分な量のサポートを書くのは必ずしも簡単ではありません。通常、サポートの数は3個ぐらいが適当といわれています。論文を書いていて十分な数のサポートが書けない時は、参考文献を増やしたり、場合によってはデータを増やす必要があります。参考文献やデータをどれだけ積み重ねたら論文が完成するかといえば、すべてのパラグラフに十分なサポートがついた時だと思います。

　3つ目として、論文全体の構造を考える時に、パラグラフライティングの効果が現れます。多くの論文のタイトルは「Xは、Yを介して、Zを誘導する」のように、論文全体で主張したいことを1文で表しています。Xがトピックに相当し、「Yを介して、Zを誘導する」がコントローリングアイデアに相当します。つまり、タイトルは論文のトピックセンテンスです。タイトルの後にアブストラクトが続きます。少し乱暴な表現をすれば、アブストラクトはIMRADの順に本文中のトピックセンテンスを抜き出せば書けます。つまり、本文中のトピックセンテンスはタイトルのサポートになります。アブストラクトの最後の文はコンクルーディングセンテンスです。長い論文でも、パラグラフライティングの概念で論文全体をとらえると、頭の中がスッキリします。

　文章を書きながら書き手は研究者として成長します。人は意識しなくてもある程度は論理的に考えていますが、パラグラフライティングの形式で頭の外に取り出して目で見ると、抜けているデータや足りない説明に敏感になります。ですから、論文を書く場合だけでなく、例えば日々の実験ノートをつける時にも、自分の考察で足りない点を見つけるのにパラグラフライティングは役立つと思います。どんなに素晴らしい文章を書くAIが開発されたとしても、自分の思考や研究を育てるために自分で書いた方がいいのではないかと私は考えています。

（日台智明）

3-2
パラグラフを推敲する

　パラグラフライティングの基本（→2章）はシンプルです。しかし、実際にパラグラフライティングのルールに則ってパラグラフを書くことは、それほど簡単ではありません。どのような種類のライティングについてもいえることですが、熟練した書き手であっても最初から完璧なライティングができることはありませんし、本当によいライティングをするためには**推敲**というプロセスが必要になります。パラグラフライティングのように、**構造**や**要素**を重視するライティングでは、特に推敲が重要です。

　推敲はふつう、書き手が自分自身の草稿に対して行うことが多いのですが、アカデミックライティングの授業を受けると、学生どうしが草稿を交換してフィードバックを行ったり、教員が学生の草稿にフィードバックを行うこともよくあります。また、大学院生や研究者が雑誌に論文を投稿する場合は、査読者からコメントというフィードバックを受けます。フィードバックを受けた書き手は、それを参考にして加筆修正を行い、最終稿を完成させます。このプロセスも推敲です。

　本書には、トピックセンテンス、サポート、パラグラフの例を数多く掲載していますが、これらにも当然、推敲が行われました。例文を執筆する担当者の草稿に対し、共著者がフィードバックを行い、担当者が推敲したのです。

　ここでは、本書に掲載したパラグラフの推敲プロセスを公開します。皆さんがひとりで自分のパラグラフを推敲する際の参考になればと思います。

推敲プロセスを公開するのは、3-1に掲載した、生物学実験に関するResultsのパラグラフ（→例3）とDiscussionのパラグラフ（→例4）です。

Resultsのパラグラフの第1草稿

①0.25 M、0.08 M、1.00 Mのスクロース溶液に懸濁したウサギの赤血球を光学顕微鏡で観察した。②0.25 Mスクロース溶液中の赤血球は丸い形をしていた（平均直径± SD μm, n=n$_r$）。③赤血球の"へり"ははっきりと見え、"へり"の幅は平均± SD μm であった（n=n$_r$）。④0.25 Mスクロース溶液中の赤血球の色は赤黒かった。⑤一方、赤血球を0.08 Mスクロース溶液に懸濁させた場合、0.25 Mスクロース溶液のような赤血球は見られなかった。⑥先生の指示に従い詳しく観察すると、赤血球の丸いゴーストが背景と区別できるようになった。⑦私たちの観察では、ゴーストのコントラストは極めて低かった。⑧1.00 Mスクロース溶液に懸濁された赤血球ははっきりと観察できた。⑨これらの赤血球はしわくちゃで、縮んでいるように見えた。

皆さんはこのパラグラフについてどう考えるでしょうか。

もし、この第1草稿を書いたのが皆さんの友人で、感想を聞かせてくれないかと頼まれたら、どのようなフィードバックをするか考えてみてください。または、自分がこの第1草稿を書いたとして、これから第2草稿を執筆するために推敲するとしたら、何を変更するでしょうか。

英語アカデミックライティングの授業を受けると、クラスメートの草稿を読んでフィードバックを行う、ピア・クリティーク※1という課題が課せられます。フィードバックを受けた人は、そのフィードバックを参考にして次の草稿を書くのですが、実はピア・クリティークは草稿を書いた人のためのものではありません。フィード

バックを行う人のためのものなのです。

　質のいいアカデミックライティングができるようになるためには、他人に草稿を読んでもらいフィードバックを受けることはもちろん効果的です。しかし、草稿を書きながら、または草稿が一旦完成した後で、自分で自分の草稿を読み直し、自分で加筆修正を行っていく、つまり自分で自分の草稿を推敲する力が絶対に必要です。とはいえ、いきなり自分の草稿を客観的に読むことは難しいので、まずは他人の草稿を読んで冷静にフィードバックを行う訓練を積みます。ピア・クリティークの課題では、ライティングの教員はフィードバックを受けた人の次の草稿がどのように変わるかにはあまり興味がありません。教員が注視しているのは、フィードバックをする立場の人がどのようなフィードバックを行うかです。他人の草稿に対して、「この文とこの文の関係はどうなっていますか」、「この文のこの表現はこういう誤解につながるかもしれないから、変えた方がいいです」、「この情報はこのパラグラフになぜ必要ですか」といった、客観的で具体的なコメントをすることができる人は、将来的には自分の草稿に対してもよい推敲ができるようになる可能性が高いです。それに対して、「いいと思います」とか「ちょっとわかりづらいです」といった具体性のない指摘しかできない人は、自分の草稿の推敲もうまくできません。

考えて
みよう
　ですから、ここで少し手を止めて、Resultsのパラグラフの第1草稿に、パラグラフライティングの観点から自分なりのフィードバックを行ってみてください。

※1　「ピア・クリティーク」は英語でpeer critiqueと書きます。peerは「能力などが同等な人」という意味で、具体的には「同僚」や「同級生」を指します。critiqueは、もともとはフランス語ですが、「批評」という意味で英語圏でも使われています。つまり、ピア・クリティークは、「（教員などの目上の立場の人ではなく、同じ立場である）同級生どうしが、相手の書いたライティングを批評する」行為を指します。

第1草稿に対し、執筆者は共著者から以下のフィードバックを受けました。

トピックセンテンスに「明確性」が欠けている

文①はパラグラフの最初の文ですから、トピックセンテンスのはずです。トピックは「0.25 M、0.08 M、1.00 Mのスクロース溶液に懸濁したウサギの赤血球」で、コントローリングアイデアは「光学顕微鏡で観察した」です。

しかし、文①にはトピックセンテンスに必要な明確性が欠けています。「赤血球を観察した」といっているだけで、このResultsのパラグラフで報告されるであろう実験結果が具体的に何なのかがわからないからです。このままでは、このパラグラフでは観察されたすべての現象について書かなければいけなくなってしまいます。トピックは詳細に書かれていますが、コントローリングアイデアの絞り方が足りないようです。このパラグラフにどれくらいの情報を入れれば、読み手に負担なく理解してもらえるかを考え、コントローリングアイデアを、たとえば赤血球の大きさ、形、色のどれかに限定すべきです。もしこの実験レポートで、観察されたすべての結果を報告することを求められている場合は、Resultsのパラグラフを複数書くことになるでしょう。あるパラグラフは赤血球の大きさについて、次のパラグラフは形について、最後のパラグラフは色について、という感じで書くことができます。1つのパラグラフに書ける内容には限りがあることを常に意識しておきましょう。

トピックセンテンスに「抽象性」が欠けている

のトピックセンテンスに「明確性」が欠けているというフィードバックと一見矛盾するようですが、文①には**抽象性**（→p.41）も欠けています。

文①に抽象性が足りない理由は、トピックの書き方にあります。トピックに「0.25 M、0.08 M、1.00 M」と具体的な数字が含まれていますが、これらはサポートに書くべき情報です。書き手が伝えたいのは浸透圧の数字ではなく、溶液の異なる浸透圧の効果ですから、トピックセンテンスでは数字の代わりに「浸透圧」という抽象的な表現を使うべきです。

サポートに含まれるべきでない情報が含まれている

このパラグラフはResultsのパラグラフですが、文⑥と文⑦の「ゴースト」という表現は観察結果を解釈したものですから、Resultsのパラグラフではなく、Discussionのパラグラフで使用すべき表現です。このパラグラフのサポートには、観察結果として赤血球の客観的な性状だけを記載するに留めるべきです。

４ アカデミックライティングにふさわしくない表現がある

アカデミックライティングでは、たとえ書き手が学生であったとしても、普遍的な真理や法則を追求する目的で書いているわけですから、文⑥の「先生の指示に従い」のような表現は使用しません。また、文⑦では「私たち」という一人称が使用されています。「私」や「私たち」という一人称は、アカデミックライティングで使用し

てはいけないわけではありませんが、一人称を使うとライティング
がやわらかく、カジュアルになりがちです。アカデミックライティ
ングにおいては、一人称で書く必要性が特にないのであれば、使用
しないで書けないかを検討してみましょう。

　文⑨で使用されている「しわくちゃ」は、読み手に伝わりやすい
表現ではありますが、アカデミックライティングとしては口語的過
ぎます。「シワが見られた」、「シワが寄っていた」など、アカデミッ
クライティングらしい硬い表現を探します。

Results のパラグラフの第 2 草稿

　以下は、共著者からのフィードバックにもとづき、パラグラフの
執筆者が第 1 草稿に加筆修正を加えた第 2 草稿（最終草稿）です。

　① トピックセンテンス 赤血球の形は、赤血球を懸濁している溶液の浸透圧に
依存して変化した。② サポート1 0.25 M のスクロース溶液中の赤血球は、
円盤形をしており、多くの赤血球で"へり"をはっきりと観察すること
ができた（図1A）。③ 0.25 M スクロース溶液に懸濁した赤血球ではさら
に、ダンベル形をした細胞をみつけた（図1A挿入図）。④ サポート2 一方
で、0.08 M スクロース溶液に懸濁した場合、へりをもった円盤形の細胞
はまったくみつからなかった（図1B）。⑤ そして、画像処理をすると顕
微鏡画像の背景から、円盤形の細胞を区別して可視化することができた
（図1B'）。⑥ サポート3 1.00 M のスクロース溶液に懸濁した赤血球は簡単
にみつけることができて、それらはシワが寄っていた（図1C）。

　第1草稿と第2草稿を比べると、第2草稿には以下の特徴があります。

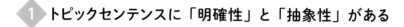 トピックセンテンスに「明確性」と「抽象性」がある

　文①のトピックセンテンスのトピックが「赤血球の形」、コントローリングアイデアが「赤血球を懸濁している溶液の浸透圧に依存して変化した」と、どちらも情報に絞りをかけ、簡潔に表されました。その結果、明確性と抽象性を備えたトピックセンテンスになりました。

2 サポートの内容・量が適切になった

　トピックセンテンスの改良に伴い、サポート1 は 0.25 M 溶液の、サポート2 は 0.08 M 溶液の、サポート3 は 1.00 M 溶液の中での赤血球の形を説明し、サポート全体がすっきりしました。

　皆さんは、Results のパラグラフの第1草稿の問題点をパラグラフライティングの観点から指摘し、適切に推敲することができたでしょうか。

Discussion のパラグラフの第 1 草稿

　もう 1 つ、Discussion のパラグラフの第 1 草稿も推敲してみましょう。

　①濃度の異なるスクロース溶液に懸濁させた赤血球の形状と外観を比較したところ、スクロース濃度による違いが認められた。②低張、等張、高張条件下での赤血球の形状の多様性は、細胞膜を介した水分子の通過に関する情報を教えてくれる。③生物学の教科書には通常、正常な赤血球の形状は両凹の円盤状であると書かれている[1]。④0.25 M スクロース溶液中で観察された赤血球のリム状の外観は、赤血球の典型的な両凹ディスク形状を反映していると考えられる。⑤したがって、われわれの実験では、0.25 M のスクロース溶液が等張状態に近似していると考えることができる。⑥もちろん、チャネルやトランスポーターのような特別なタンパク質がなくても、どんな分子でも脂質二重膜を拡散するが、透過性はさまざまで、大きさや電気分布に依存する[1,2]。⑦われわれの実験時間スケールでは、スクロースは電荷を帯びない大きな極性分子であり、赤血球の細胞膜を横切って拡散することはできないと仮定している。⑧また、動物細胞におけるスクローストランスポーターは、キイロショウジョウバエ以外には発見されていない[3]。⑨われわれの実験では、水分子のみが拡散と水チャネルであるアクアポリンによって、赤血球の細胞膜を透過すると仮定する[1]。⑩水分子は 0.08 M スクロース溶液（低張条件）中で赤血球に拡散し、赤血球は膨張し、最終的に細胞質の流出とともに破裂し、溶血するはずである。⑪0.08 M スクロース溶液で観察されたのは、細胞質を含まない赤血球の細胞膜が再封された赤血球であった可能性が高い[4]。⑫これが、0.08 M スクロース溶液中の赤血球のコントラストが、明るい背景で極端に低かった理由であろう。⑬一方、1.00 M スクロース溶液に懸濁された赤血球では、水分子が赤血球から拡散し、細胞は収縮し、しわが寄ることが予想された。

1)「Essential 細胞生物学原書第 5 版」、南江堂、2021

2）「Molecular Biology of the Cell, 6th edition」（Alberts B et al, eds），Garland Science, 2014
3）Meyer H, et al：J Cell Sci, 124：1984-1991, 2011
4）Bodemann H & Passow H：J Membr Biol, 8：1-26, 1972

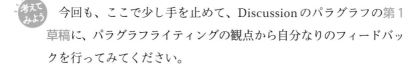

今回も、ここで少し手を止めて、Discussionのパラグラフの第1草稿に、パラグラフライティングの観点から自分なりのフィードバックを行ってみてください。

第1草稿に対し、執筆者は共著者から以下のフィードバックを受けました。

1 トピックセンテンスがDiscussionのパラグラフにふさわしくない

文①は、Discussionのパラグラフのトピックセンテンスではなく、実験結果を報告しているだけの、Resultsセクションのトピックセンテンスのように見えます。

科学論文や実験レポートのDiscussionセクションとは、実験結果を受けて考察を行うセクションです。Discussionのパラグラフの目的を考えると、むしろ文②の内容の方がトピックセンテンスにふさわしいです。

2 パラグラフが長過ぎる

このパラグラフは13文から成っています。パラグラフライティングは1つのパラグラフの長さを規定しませんが、13文はかなりの長さです。長過ぎるパラグラフは結果として、パラグラフライティングのルールを無視している可能性が高いので、注意が必要です。

第1草稿が長くなり過ぎている原因をみつけるために、サポートの内容や流れを確認します。

　このパラグラフのトピックセンテンスが、文①ではなく、文②であると仮定して議論を進めます。トピックは「低張、等張、高張条件下での赤血球の形状の多様性」、コントローリングアイデアは「細胞膜を介した水分子の通過に関する情報を教えてくれる」です。トピックセンテンスを支持するため、サポートは「浸透圧差」→「水分の移動」→「赤血球の形態の変化」という議論の流れで書かれています。しかし、1つのパラグラフにこの流れのすべてを詰め込む必要はありません。

　また、教科書から引用した情報が多いのも目立ちます。コントローリングアイデアが「水分子の通過」に関係しているので、これにかかわる教科書の記述である文⑨は残してもいいですが、それ以外の教科書や論文からの引用である文③・⑥・⑧は削除すべきです。

Discussion のパラグラフの第2草稿

　以下は、共著者からのフィードバックにもとづき、パラグラフの執筆者が第1草稿に加筆修正を加えた第2草稿（最終草稿）です。

　①[トピックセンテンス] 低張、等張、高張溶液条件下での赤血球の多様な形は、細胞膜を通した水の出入りの指標となる。②[サポート1] 私たちの研究では、水のみが拡散によって、また水チャネルであるアクアポリンを通して細胞膜を透過することができると考える[1]。③[サポート2] 0.25 Mのスクロース溶液は血漿と同程度の浸透圧をもち、赤血球と等張だと考えられるので、0.25 Mのスクロース溶液中での赤血球の形は、血液中でのそれを反映している。④ダンベル形の赤血球は、両面が凹の円盤形の赤血球の断面であると考えることができる。⑤[サポート3] 0.08 Mのスクロース溶液（低張）では、水分子は赤血球内に透過して侵入し、それにより細

胞が膨らみ、最終的には爆発してしまったのであろう。⑥言い換えると、溶血が起こり、ヘモグロビンを含む細胞質基質が赤血球から流出したということになる。⑦赤血球を0.08 Mのスクロース溶液に懸濁した場合に観察されたものは、ヘモグロビンを含んでいない、爆発した後に再び細胞膜が修復したものであると考えられる[2]。⑧このことは、なぜ0.08 Mのスクロース溶液の場合に、赤血球が顕微鏡下で極めて低いコントラストしか有しなかったのかということを説明することができる。⑨ サポート4 一方で、1.00 Mのスクロース溶液（高張）の場合には、水分子が赤血球の外に出て、細胞が縮み、シワが寄っていた。

1）「Essential 細胞生物学原書第5版」、南江堂、2021
2）Bodemann H & Passow H：J Membr Biol, 8：1-26, 1972

　第1草稿と第2草稿を比べると、第2草稿には以下の特徴があります。

① トピックセンテンスが Discussionのパラグラフにふさわしいものとなった

　第1草稿の文②を整理し、新たなトピックセンテンスとして書き直されています。

② 文の数と情報量が減り、論理の流れが明確になり、読みやすくなった

　一般的な内容に関する教科書の記述が減りました。教科書の引用は文②のみとなっています。
　また、0.25 M溶液に関する情報が減りました。
　サポートは、0.25 M溶液に関する議論が サポート2 に、0.08 M溶液に関する議論が サポート3 に、最後に1.00 M溶液に関する議

論が サポート4 にまとめられていて、議論の流れがわかりやすくなっています。

　ここでは、3-1に掲載したパラグラフの第1草稿と、それに対する推敲の過程を公開し、推敲がどのように行われるかを確認しました。筆者たちは日常的に論文を執筆しており、アカデミックライティングに関する経験はそれなりにもっています。それでも、パラグラフライティングに従って、質の高いアカデミックライティングを行うためには、このような推敲の過程を経る必要があるのです。

　推敲は、まずは読み手の読みやすさのために行われるものですが、同時に、書き手が一旦パラグラフを書き終わった時点でさらに考えを整理するためにも必要な過程です。

　パラグラフライティングは、パラグラフを書く時の指標ですが、推敲の過程でもどのように推敲を進めていけばいいかの指標になります。

　最後に、白分で自分が書いたパラグラフを推敲するプロセスを図にまとめておきます。

トピックセンテンスが存在するか?

 トピックセンテンスは条件を満たしているか?
- **トピック**と**コントローリングアイデア**はあるか?
- 不要な情報はないか?
- **明確性**、**抽象性**、**独立性**はあるか?

 サポートはトピックセンテンスを支持しているか?
- トピックセンテンスの**すべて**を支持しているか?
- サポートの機能を果たしているか?
- 不要なサポートはないか?
- サポートの順番（=論理の流れ）はわかりやすいか?
- **一貫性**をもって支持しているか?

 アカデミックライティングにふさわしい表現のみを使用しているか?

 誤字・脱字、文法の誤りはないか?

 参考文献は正しく引用しているか?

図
パラグラフの推敲プロセス

参考 パラグラフの英訳

　3章で紹介したパラグラフを以下に英語で書いてみました。日本語で書いたアカデミックライティングを英語にする場合、必ずしも日本語と英語の文の数が一致する必要はありませんが、ここでは、日本語のパラグラフと英語のパラグラフに含まれている文の数は同じにしました。日本語でパラグラフを完成させた時点で、アカデミックライティングにふさわしい論理的な書き方ができているわけですから、1文1文をていねいに英語にすれば、それだけで英語のアカデミックライティングが完成します。

例1

①トピックセンテンス It is thought that the kidney produces urine of a high specific gravity with concentrated waste products due to the reabsorption of water in the dehydrated state. ②サポート1 The fact that a small amount of urine with a high specific gravity was excreted in the dehydrated state in our experiments indicates that the kidney has the ability to produce urine with various concentrations of waste products depending on the amount of body water. ③サポート2 A physiology textbook mentions that the increase in plasma osmotic pressure due to dehydration stimulates hypothalamic osmoreceptors and increases the secretion of vasopressin from the posterior lobe of the pituitary gland[1]. ④Vasopressin acts on the distal tubules and collecting ducts of the kidney to promote water reabsorption and increase urine osmotic pressure.

1)「Guyton and Hall Textbook of Medical Physiology 13th edition」, Elsevier, 2018

＊日本語版→p.94

例2

①トピックセンテンス It is thought that the kidney produces urine of a high specific gravity with concentrated waste products due to the reabsorption of water in the dehydrated state. ②サポート1 When waste products are excreted in urine, movement of water from the body to the urine should be induced by urinary osmotic pressure due to the waste products[1]. ③ However, it should decrease the urines specific gravity and cause a large loss of body water through diluted urine. ④サポート2 The fact that a small amount of urine with a high specific gravity was excreted in the dehydrated state in our experiments indicates that the kidney has the ability to produce urine with various concentrations of waste products depending on the amount of body water. ⑤サポート3 A physiology textbook mentions that the increase in plasma osmotic pressure due to dehydration stimulates hypothalamic osmoreceptors and increases the secretion of vasopressin from the posterior lobe of the pituitary gland[2]. ⑥Vasopressin acts on the distal tubules and collecting ducts of the kidney to promote water reabsorption and increase urine osmotic pressure.

1) Wikipedia：Osmotic pressure, https://ja.wikipedia.org/wiki/%E6%B5%B8%E9%80%8F%E5%9C%A7

2) 「Guyton and Hall Textbook of Medical Physiology, 13th edition」, Elsevier, 2018

＊日本語版→p.95

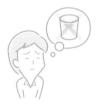

例3

^①[トピックセンテンス] The shape of the red blood cells (RBCs) changed depending on the osmolarity of the solutions in which they were suspended. ^②[サポート 1] The RBCs in the 0.25 M sucrose solution had a disk shape, and "rims" were clearly visible in many RBCs (**Fig. 1A**). ^③We also found dumbbell-shaped cells in the 0.25 M sucrose solution (**Fig. 1A, inset**). ^④[サポート 2] In contrast, in the 0.08 M sucrose solution, disk-shaped cells with clearly visible "rims" were never found (**Fig. 1B**). ^⑤Round-shaped disks were distinguishable from the background only by image processing (**Fig. 1B'**). ^⑥[サポート 3] RBCs in the 1.00 M sucrose solution were easily identifiable and wrinkled (**Fig. 1C**).

＊日本語版→p.100

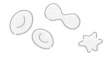

例4

①トピックセンテンス The variety of shapes of the RBCs under hypotonic, isotonic and hypertonic conditions are indicative of the passage of water molecules through the cell membrane. ②サポート1 In our study, only water molecules were assumed to be permeable across the plasma membrane of RBCs by diffusion or through aquaporin water channels[1]. ③サポート2 Since the 0.25 M sucrose solution has a similar osmolarity to that of blood plasma and is considered to be isotonic to RBCs, the shape of RBCs in the 0.25 M sucrose solution reflects that in blood. ④The dumbbell shape is thought to be a cross-section of the biconcave disk shape of the RBCs. ⑤サポート3 In the 0.08 M sucrose solution (hypotonic), water molecules likely permeabilized into the RBCs, causing the cells to expand and finally explode. ⑥In other words, hemolysis occurred, and the contents of the cytosol, including hemoglobin, were released. ⑦What we observed in the 0.08 M sucrose solution was thought to be resealed RBC plasma membranes that did not contain hemoglobin[2]. ⑧This would explain why the RBCs in the 0.08 M sucrose solution had extremely low contrast with the bright background under the microscope. ⑨サポート4 In contrast, in the 1.00 M sucrose solution (hypertonic), water molecules diffused out from the RBCs, and the cells shrank and became wrinkled.

1)「Essential Cell Biology 5th edition」, Nankodo, 2021
2) Bodemann H & Passow H：J Membr Biol, 8：1-26, 1972

＊日本語版→p.103

※ 3章の例文は『日大医学雑誌』に掲載された「医学英語ライティング教育」を初出とし、初出文献をもとに加筆・修正をしております。

論証と日常の会話

　このコラムでは、論証ということばをキーワードにして、パラグラフライティング、科学論文、さらに、本書のメイントピックとは少しずれますが、日常の会話について考えてみたいと思います。

　1つのパラグラフのなかで、「理由・根拠を述べる」ことは頻繁にあります（→p.60）。1つのパラグラフで考えてみると、トピックセンテンスが主張・結論で、サポートが、その根拠や理由というものが一般的です。理由・根拠を述べるパラグラフを書く思考の過程を考えてみると、紆余曲折・推敲を経て（書けば10文字ですが、ここが一番時間がかかります。本書の大きなテーマの1つですね）、経験的事実（実験結果・観察結果など）である根拠にもとづいて結論を出し、また、主張します。その間をつなぐのが理由（論拠）で、「根拠、なので、主張・結論、なぜなら（理由・論拠）」という流れをとります。これが論証です。

　パラグラフの集合体である科学論文は、一連の流れのなかで論証の形をとります。科学論文の目的は、発見を主張する、実験結果・観察結果から、結論を導き出す、そして、それらを全人類と共有することです。本書のなかにもありますが、科学論文の主張・結論は論文のタイトルに集約されています（→コラム⑥）。論文を構成する各パラグラフのトピックセンテンスは、それぞれ、論証の言葉でいうところの根拠、理由・論拠になっています。

　少し飛躍しますが、私は普段の会話のなかで、論証を常に厳密に意識することはないといってもいいかなと思っています。皆さんはいかがでしょうか？　日常会話は、論証の対局にあるかもしれません。でありながら、私たちが1日で多くの時間をかけるものです。日常会話では、会話がどんどん進んでいきますし、会話をとりまく環境も変わっていきます。「論証しよう」と考えて会話をしたら、会話はできないですよね。

　会話の途中で「？？」と感じたり、イライラしたりすることがあります。このような場合を分析して、会話に何が起こっているかをふり返ってみると、主張が多い場合と、事実ばかりいっている場合だという結論に至りました。つまりバランスを欠いている場合です。前者はわかりやすいですし、

後者は「あとは察してね・忖度してね」というスタイルだと思います。皆さんも誰かの顔を思い浮かべているかもしれませんし、もしかして自分かも？と思っているかもしれません。私も周囲に「？？」を感じさせていることも多いと思います。

　私が会話のなかの「？？」を分析してこのように考えるようになったきっかけは、議論について仲間と学んだからです。私は、コロナ禍にオンラインで、1年間ほど議論に関する本[1] の読書会に参加しました。その本の最初に書かれているのは、「議論が語る言葉（すなわち、議論・討論で発言されている内容）をいったん、議論を語る言葉に置き換える」ということです。議論を語る言葉とは、根拠、結論・主張、理由・論拠のことです。これを日常会話で「？？」を感じた時に応用するならば、今、論証のなかの、根拠、主張・結論、理由・論拠のどの部分が話されているだろうかと意識してみようということです。意識すれば、何が話されていないかがわかります。意識してみると「？？」の原因が明確になり、うまく質問したり、イライラが解消されたり、意識しない場合よりも少し納得・理解することができると思います。論証を頭の片隅に置いておくだけで、イライラ・もやもやの原因がわかる場合もあって、気持ちが少し楽になります。

　本書の本題に話を戻しますと、パラグラフライティングで推敲を重ねながら書くと、頭の中や思考が整理されて成熟し、結果的に心が楽になる気もしています。

　1）「新版 議論のレッスン」（福澤一吉／著）、NHK出版、2018

（野田直紀）

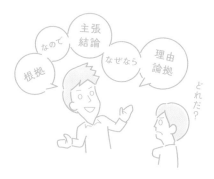

4章

パラグラフ
ライティングを
IMRAD形式に
応用する

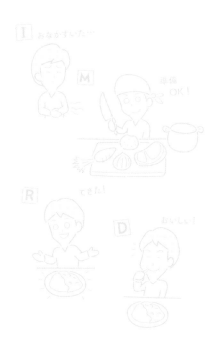

3章では、1つのパラグラフを書いてみましたが、4章では、パラグラフライティングをIMRAD形式に応用していきます。IMRAD形式は、主に自然科学や医学のアカデミックライティングでよく使用されますが、IMRAD形式にも複数のパラグラフが含まれているので、パラグラフライティングを使ってパラグラフを書くと、質の高いライティングになります。

4-1
IMRAD形式とは?

IMRAD形式って何ですか?

IMRAD形式とは、アカデミックライティングの型の1つで、主に自然科学や医学の論文、実験レポートを書く時に要求される形式です。

　IMRAD形式は、アカデミックライティングの型の1つで、主に実証研究にもとづく自然科学や医学の論文、実験レポートにどのような内容が含まれ、それらの内容がどのような順番で並べられるべきかを定めている文章の型です。**序論（Introduction）**、**材料と方法（Materials and Methods）**、**結果（Results）**、**考察（Discussion）**という、科学論文を構成する各セクションの頭文字から名付けられました[1]（図1）。

　IMRAD形式は、どうすれば論文や実験レポートを実際に書くことができるのかを教えてくれるものではありません。これに対して、パラグラフライティングはすべてのアカデミックライティングの最

---

[1]　IMRADは「イムラッド」と発音します。IMRADのAは、科学論文を構成する各セクションを略さずに発音した場合の「Introduction, Materials and Methods, Results, and Discussion」に含まれている「and」の頭文字です。Aはセクション名ではありませんが、Aがないと「イムラッド」と発音できなくなってしまいます。

序論
(Introduction)　　←　研究の背景、目的、重要性、検証する仮説

材料と方法
(Materials and Methods)　←　研究の方法、実験で使用された材料

結果
(Results)　　　←　研究結果の報告

考察
(Discussion)　←　研究結果の評価、研究の意義の議論、
　　　　　　　　　　仮説の検証、研究の問題点、今後の展望

図1
IMRAD形式

小単位であるパラグラフを、どうすれば適切に書くことができるか
を教えてくれるものです。論文や実験レポートは、IMRAD形式は
もちろん、それ以外のどのような形式に従って書くとしても、複数
のパラグラフから構成されていますから、パラグラフライティング
を応用することができます。IMRAD形式とパラグラフライティン
グのルールに同時に従えば、質の高い論文や実験レポートを書くこ
とができます。

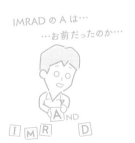

4-2
パラグラフライティングで書かれたIMRAD形式の実験レポート

　以下は、日本の高校の生物の授業でよく行われる、光合成の観察の実験レポートをIMRAD形式で書いたものです。パラグラフはすべてパラグラフライティングの手法で書かれています。

水生植物の光合成活動の観察

I ntroductionの第1パラグラフ

　①光合成は、植物が光エネルギーを利用して、二酸化炭素と水から炭水化物を合成するプロセスである。②植物細胞にある葉緑体の中にはチラコイドとよばれる扁平な袋状の構造があり、それ以外の部分はストロマとよばれる液体で満たされている。③光エネルギーはチラコイドの膜に存在する光合成色素によって吸収される。④これに伴って、水が分解され酸素が発生する。⑤その分解の際に生じた電子が電子伝達系を通ると、水素イオンがチラコイド内に輸送され蓄えられる。⑥水素イオンが、その濃度勾配に従ってチラコイド膜に存在するATP合成酵素の中を通過するとATPが合成される。⑦ストロマでは、そこに含まれる酵素群によって、合成されたATPを用いて二酸化炭素から炭水化物が合成され、この反応はカルビン・ベンソン回路とよばれる。⑧光合成は、次の反応式で表される。

-1-

$$6CO_2 + 12H_2O + 光エネルギー$$
$$\rightarrow C_6H_{12}O_6 + 6H_2O + 6O_2 \cdots （反応式1）$$

I ntroductionの第2パラグラフ

①本実験では、植物の光合成を理解することを目的として、水生植物を利用し、光を照射した時の気泡の発生頻度を指標にして光合成活動の間接的な観察を行った。②水生植物は、光合成の観察に都合がよい。③水生植物に光を照射した時に気泡が発生することは、（反応式1）の光合成が起こっていることを示している。④気泡には（反応式1）からわかるように、光合成によって生じた酸素が含まれている。⑤光照射時に発生した気泡を数えることにより、生化学反応である光合成を容易に数値化できる。

M aterials and Methodsのパラグラフ

①水生植物のオオカナダモに任意の照度の光を照射し、気泡の発生頻度を計測した（**図1**）。②茎の長さ20 cm程度の新鮮なオオカナダモの基部側をカミソリで鋭角に切断し、水道水の入った透明な水槽に入れた。③この時、茎の切断面は水面に向けた。④LED光源を水槽の前にセットし水槽とLEDの距離を段階的に変えることによって、オオカナダモに照射される光の照度を変化させた。⑤照度は、水槽の後部に置いた照度計でモニターし、高照度から低照度へ、順に10,000ルクス、7,500ルクス、5,000ルスク、2,500ルクス、1,000ルクスになるようにした。⑥光合成によって発生した酸素が水槽の中で気泡として発生するので、各照度で、オオカナダモの基部から5気泡を生じるまでに要する時間をストップウォッチで計測し、単位時間あたりの気泡の発生頻度（気泡／分）を求めた。⑦次に、照射時間と気泡発生頻度の関係を解析するため、照度を10,000ルクスに固定して、気泡1つずつが発生する間隔を連続的に計測した。⑧すべての実験は室温25℃で行った。

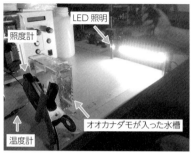

図1
観察のためのセッティング

（図中のラベル：LED照明、照度計、温度計、オオカナダモが入った水槽）

R esultsの第1パラグラフ

①水槽の中のオオカナダモに異なる照度の光を照射すると、異なる頻度で気泡が発生した。②最初に10,000ルクスの光を照射すると1分以内に気泡の発生がはじまり、その後、継続して気泡が発生した。③光合成による気泡の発生頻度は、照射光の照度が5,000ルクスの時に最大になった。④本実験で照射した最高照度の10,000ルクスから7,500ルクス、5,000ルクスと照度を低くしていくと、気泡の発生頻度が高くなった（**図2**）。⑤さらに、5,000ルクスよりも照度を低くすると気泡の発生頻度は低下していった。⑥本実験での最低照度の1,000ルクスで気泡の発生頻度は一番低かった。

図2　照度と気泡発生頻度

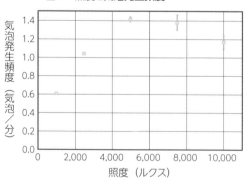

①本実験での最高照度の10,000ルクスの光を連続的に照射し続けた場合、時間とともに気泡の発生頻度は上昇し、その後一定になった。②光照射から1分経過した時1.0気泡／分、その後、直線的に気泡発生頻度は上昇した。③照射してから15分程度経過した時には気泡発生頻度は1.8気泡／分になり、それ以降、その気泡発生頻度で一定になった（**図3**）。

図3　10,000ルクスにおける光照射時間と気泡発生頻度

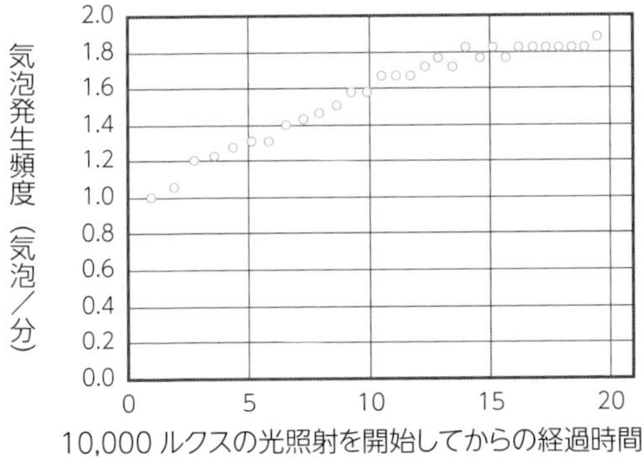

気泡発生頻度（気泡／分）

10,000ルクスの光照射を開始してからの経過時間（分）

①照度と気泡発生頻度の関係は、私の予想とは異なっていた。②私は、気泡発生頻度と照度には、照度が低い範囲では正の相関があり、それ以上、照度を高くすると、気泡発生頻度がいずれ飽和すると予想していた。③その予想に反して、照度と気泡発生頻度の関係は**図2**のように上に凸の結果が得られた。

①照度と気泡発生頻度の関係が**図2**のような結果になったのは、任意の照度での気泡発生頻度が、光照射してからしばらくの間、時間とともに変化するからであると考えられる。②**図3**の結果が示すように、10,000ルクスの光の照射直後は、気泡発生頻度は低いが次第に上昇し、さらに時間が経つと飽和した。③この実験結果から、私は**図2**のデータを取得した時、高照度側から計測をスタートしたので、高照度での計測時は、

まだ光合成反応が十分に駆動される前の段階であったと考えられる。
[4]10,000ルクスでの気泡発生頻度は、光照射後、約5分間で測定しており、これは**図3**で気泡発生頻度が時間とともに上昇している時間範囲に相当する。

D iscussion の第3パラグラフ

[1]**図3**の結果は、光照射によって酵素が活性化していく過程を観察しているのかもしれない。[2]10,000ルクスの光を照射した時に時間の経過とともに気泡発生頻度が上昇した（**図3**）。[3]0〜15分は光照射により酵素が活性化されているフェーズに対応する可能性がある。[4]15分以降は、酵素が十分活性化されていたフェーズである可能性がある。[5]実際に、カルビン・ベンソン回路で働く酵素のルビスコは光照射で活性化され、その活性化反応は光合成の酵素反応のなかでもっとも遅い反応といわれており、光強度が上昇してから5〜10分程度かかるとされている[1]。[6]10,000ルクスの光を15分程度照射すれば、酵素が十分に光照射で活性化されていると想定され、15分程度照射してから、照射光照度と気泡発生頻度の関係を調べれば、10,000ルクスの時に気泡発生頻度が最大になるデータが取得できると期待される。

[Reference]

1）唐 艶鴻、冨松 元、深山 浩：化学と生物、52：106-112、2014

-5-

＊英語版→p.164

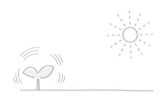

　この実験レポートが、パラグラフライティングと IMRAD 形式という2つの観点からどのように書かれたのかを、以下に確認しておきます。

序論（Introduction）　　　　　　　　Ⓘ Ⓜ Ⓡ Ⓐ Ⓓ

　IMRAD 形式で最初に書かなければいけない、序論（Introduction）セクションの目的は、研究の背景・目的・重要性を述べたり、研究によって検証したい仮説を説明することです。
　このレポートでは、Introduction を2つのパラグラフで書きました。

① Introduction の第1パラグラフ

　①光合成は、植物が光エネルギーを利用して、二酸化炭素と水から炭水化物を合成するプロセスである。②植物細胞にある葉緑体の中にはチラコイドとよばれる扁平な袋状の構造があり、それ以外の部分はストロマとよばれる液体で満たされている。③光エネルギーはチラコイドの膜に存在する光合成色素によって吸収される。④これに伴って、水が分解され酸素が発生する。⑤その分解の際に生じた電子が電子伝達系を通ると、水素イオンがチラコイド内に輸送され蓄えられる。⑥水素イオンが、その濃度勾配に従ってチラコイド膜に存在する ATP 合成酵素の中を通過すると ATP が合成される。⑦ストロマでは、そこに含まれる酵素群によって、合成された ATP を用いて二酸化炭素から炭水化物が合成され、この反応はカルビン・ベンソン回路とよばれる。⑧光合成は、次の反応式で表される。

$$6CO_2 + 12H_2O + 光エネルギー$$
$$\rightarrow C_6H_{12}O_6 + 6H_2O + 6O_2 \cdots （反応式1）$$

- **文①：トピックセンテンス**
  - 実験のテーマである光合成を概説している。

- **文②〜⑧：サポート**
  - 文①のトピックセンテンスで概説された光合成をより詳細に説明することにより、トピックセンテンスを支持している。
  - 文②は、光合成に関係する植物の構造を紹介している。
  - 文③〜⑦は、光合成のプロセスを詳細に説明している。
  - 文⑧は、光合成のプロセスを反応式で表している。

2 Introduction の第2パラグラフ

①本実験では、植物の光合成を理解することを目的として、水生植物を利用し、光を照射した時の気泡の発生頻度を指標にして光合成活動の間接的な観察を行った。②水生植物は、光合成の観察に都合がよい。③水生植物に光を照射した時に気泡が発生することは、（反応式1）の光合成が起こっていることを示している。④気泡には（反応式1）からわかるように、光合成によって生じた酸素が含まれている。⑤光照射時に発生した気泡を数えることにより、生化学反応である光合成を容易に数値化できる。

- **文①：トピックセンテンス**
  - IMRAD 形式の Introduction で書かなければいけない、研究（実験）の目的を述べ、実験について概説している。

- **文②〜⑤：サポート**
  - 文①で概説された実験について、より詳細に述べることにより、この実験を行うことによって実験の目的を果たせるであろうことを説明し、文①のトピックセンテンスを支持している。

材料と方法（Materials and Methods）

　IMRAD形式で2番目に書かなければいけない、材料と方法（Materials and Methods）セクションの目的は、研究で使用された材料と研究の方法を説明することです。このセクションは、研究の再現性（検証可能性）、信頼性、透明性、妥当性などを確保するために重要です。

　このレポートでは、研究の材料と方法を同時に説明することによって、1つのパラグラフでMaterials and Methodsを書きました。研究の材料が多い場合や、研究の方法が複雑な場合は、材料と方法のパラグラフを分けて書くことも可能です。もちろん、材料のパラグラフを複数書いたり、方法のパラグラフを複数書くこともできます。

◆ Materials and Methods のパラグラフ

　①水生植物のオオカナダモに任意の照度の光を照射し、気泡の発生頻度を計測した（**図1**）。②茎の長さ20 cm程度の新鮮なオオカナダモの基部側をカミソリで鋭角に切断し、水道水の入った透明な水槽に入れた。③この時、茎の切断面は水面に向けた。④LED光源を水槽の前にセットし水槽とLEDの距離を段階的に変えることによって、オオカナダモに照射される光の照度を変化させた。⑤照度は、水槽の後部に置いた照度計でモニターし、高照度から低照度へ、順に10,000ルクス、7,500ルクス、5,000ルスク、2,500ルクス、1,000ルクスになるようにした。⑥光合成によって発生した酸素が水槽の中で気泡として発生するので、各照度で、オオカナダモの基部から5気泡を生じるまでに要する時間をストップウォッチで計測し、単位時間あたりの気泡の発生頻度（気泡／分）を求めた。⑦次に、照射時間と気泡発生頻度の関係を解析するため、照度を10,000ルクスに固定して、気泡1つずつが発生する間隔を連続的に計測した。⑧すべての実験は室温25℃で行った。

- **文①：トピックセンテンス**
  - 実験の材料が水生植物のオオカナダモであること、実験の方法がオオカナダモに光を照射し、気泡の発生頻度を計測することであることがわかる。

- **文②〜⑧：サポート**
  - 文②と文③は、文①のトピックセンテンスで紹介された、実験の材料であるオオカナダモについて、より詳細に説明している。
  - 文④〜⑧は、文①のトピックセンテンスで紹介された、実験の方法をより詳細に説明している。
  - 文④〜⑥は、実験の前半部分の方法についての説明である。
  - 文⑤は、文④の「光の照度を変化」が、10,000ルクス、7,500ルクス、5,000ルクス、2,500ルクス、1,000ルクスであったと、具体的に述べている。
  - 文⑦は、実験の後半部分の目的と方法を説明している。
  - 文⑧は、実験条件を具体的に説明している。

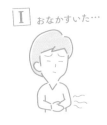

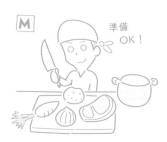

結果（Results）　　　　　　　　　　I M R A D

　IMRAD形式で3番目に書かなければいけない結果（Results）セクションの目的は、研究の結果を報告することです。

　パラグラフライティングでResultsセクションを書くと、研究結果の要約をトピックセンテンスで最初に述べ、サポートで詳細に説明していくことになります。

　このレポートでは、Resultsセクションを2つのパラグラフで書きました。実験で得られた結果を大きく2つに分けて、報告しています。1つ前のMaterials and Methodsセクションのパラグラフで、文④〜⑥が説明していた、実験の前半部分の結果がResultsの第1パラグラフで報告されており、文⑦が説明していた、実験の後半部分の結果がResultsの第2パラグラフで報告されていることに注目してください。Materials and Methodsセクションのパラグラフと、Resultsセクションのパラグラフは別のパラグラフではありますが、同じ実験レポートに含まれているパラグラフとして、関連づけられていることがわかります。

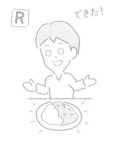
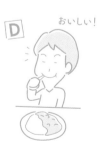

Results の第1パラグラフ

> ①水槽の中のオオカナダモに異なる照度の光を照射すると、異なる頻度で気泡が発生した。②最初に10,000ルクスの光を照射すると1分以内に気泡の発生がはじまり、その後、継続して気泡が発生した。③光合成による気泡の発生頻度は、照射光の照度が5,000ルクスの時に最大になった。④本実験で照射した最高照度の10,000ルクスから7,500ルクス、5,000ルクスと照度を低くしていくと、気泡の発生頻度が高くなった（**図2**）。⑤さらに、5,000ルクスよりも照度を低くすると気泡の発生頻度は低下していった。⑥本実験での最低照度の1,000ルクスで気泡の発生頻度は一番低かった。

- **文①：トピックセンテンス**
  - 実験の前半部分の結果として、オオカナダモに異なる照度の光を照射すると、異なる頻度で気泡が発生したことを報告している。

- **文②〜⑥：サポート**
  - 文②〜⑥はそれぞれ、どの照度の光を照射した時、どのような頻度で気泡が発生したかを詳細に説明し、文①のトピックセンテンスを支持している。

Results の第 2 パラグラフ

①本実験での最高照度の10,000ルクスの光を連続的に照射し続けた場合、時間とともに気泡の発生頻度は上昇し、その後一定になった。②光照射から1分経過した時1.0気泡／分、その後、直線的に気泡発生頻度は上昇した。③照射してから15分程度経過した時には気泡発生頻度は1.8気泡／分になり、それ以降、その気泡発生頻度で一定になった（**図3**）。

● 文①：トピックセンテンス

- 実験の後半部分の結果として、本実験での最高照度を照射し続けた場合、時間とともに気泡の発生頻度が上昇し、その後一定になったことを報告している。

● 文②・③：サポート

- 文②・③は、最高照度の照射開始後、何分で気泡発生頻度がどうなったかを具体的に報告することで、文①のトピックセンテンスを支持している。
- このパラグラフのサポートは2文で書かれており、一般的なパラグラフよりは短くなっているが、適切なトピックセンテンスが存在し、そのトピックセンテンスをサポートが十分に支持しているので、パラグラフとして成立している。

考察（Discussion）

　IMRAD形式で最後となる4番目に書かなければいけない考察（Discussion）セクションの目的は、研究結果を評価し、研究の意義を議論し、序論（Introduction）で紹介された仮説を検証することです。研究の問題点を指摘したり、今後の展望について述べるのも、このセクションです。

　このように、Discussionセクションでは多岐にわたる内容が考察されますので、通常は複数のパラグラフを書くことが必要になります。パラグラフライティングの観点からは、基礎であるOne topic, one paragraphルールを意識し、1つの議論を、1つのパラグラフで深めます。

　このレポートでは、Discussionセクションを3つのパラグラフで書きました。まず、Discussionの第1パラグラフでは、実験を開始する前に筆者が予想していた実験結果と、実際の実験結果を比較し、考察しています。その後、Discussionの第2パラグラフでは、実験の前半部分の結果に関する考察を行い、Discussionの第3パラグラフでは、実験の後半部分の結果に関する考察をしています。Discussionの第2パラグラフはResultsセクションの第1パラグラフに対応し、Discussionの第3パラグラフはResultsの第2パラグラフに対応しています。ここでもやはり、異なるセクション内の異なるパラグラフが、1つの実験レポート内のパラグラフどうし関連づけられることによって、論理的で説得力のある実験レポートが完成しました。

Discussionの第1パラグラフ

①照度と気泡発生頻度の関係は、私の予想とは異なっていた。②私は、気泡発生頻度と照度には、照度が低い範囲では正の相関があり、それ以上、照度を高くすると、気泡発生頻度がいずれ飽和すると予想していた。③その予想に反して、照度と気泡発生頻度の関係は**図2**のように上に凸の結果が得られた。

● 文①：トピックセンテンス

- 実験を開始する前に筆者が予想していた実験結果と、実際の実験結果が異なったことを端的に述べている。
- 読み手は、このトピックセンテンスを読むことによって、この後にくるサポートでは、実験を開始する前の筆者の予想と、実際の実験結果がどのように異なっていたかが説明されるであろうことを期待することができる。

● 文②・③：サポート

- 文②は、実験を開始する前に筆者が予想していた実験結果を具体的に述べることにより、文①のトピックセンテンスを支持している。
- 文③は、実際の実験結果が、文②の予想とどのように異なっていたかを説明することにより、文①のトピックセンテンスを支持している。
- このパラグラフのサポートは2文で書かれており、一般的なパラグラフよりは短くなっているが、適切なトピックセンテンスが存在し、そのトピックセンテンスをサポートが十分に支持しているので、パラグラフとして成立している。

Discussion の第2パラグラフ

①照度と気泡発生頻度の関係が**図2**のような結果になったのは、任意の照度での気泡発生頻度が、光照射してからしばらくの間、時間とともに変化するからであると考えられる。②**図3**の結果が示すように、10,000ルクスの光の照射直後は、気泡発生頻度は低いが次第に上昇し、さらに時間が経つと飽和した。③この実験結果から、私は**図2**のデータを取得した時、高照度側から計測をスタートしたので、高照度での計測時は、まだ光合成反応が十分に駆動される前の段階であったと考えられる。④10,000ルクスでの気泡発生頻度は、光照射後、約5分間で測定しており、これは**図3**で気泡発生頻度が時間とともに上昇している時間範囲に相当する。

文①：トピックセンテンス
- 実験の前半部分の結果がなぜそのようになったのかについての、筆者の考察（主張）が端的に述べられている。

文②〜④：サポート
- 文②は、このパラグラフで行われている考察を理解するために必要な実験結果を、再度述べている。
- 文②はまた、文①のトピックセンテンスで行われた主張の根拠でもある。
- 文③と文④は、文①の主張と文②の根拠をつなぐ理由・論拠を述べることによって、文①のトピックセンテンスを支持している。

Discussionの第3パラグラフ

①**図3**の結果は、光照射によって酵素が活性化していく過程を観察しているのかもしれない。②10,000ルクスの光を照射した時に時間の経過とともに気泡発生頻度が上昇した（**図3**）。③0〜15分は光照射により酵素が活性化されているフェーズに対応する可能性がある。④15分以降は、酵素が十分活性化されていたフェーズである可能性がある。⑤実際に、カルビン・ベンソン回路で働く酵素のルビスコは光照射で活性化され、その活性化反応は光合成の酵素反応のなかでもっとも遅い反応といわれており、光強度が上昇してから5〜10分程度かかるとされている[1]。⑥10,000ルクスの光を15分程度照射すれば、酵素が十分に光照射で活性化されていると想定され、15分程度照射してから、照射光照度と気泡発生頻度の関係を調べれば、10,000ルクスの時に気泡発生頻度が最大になるデータが取得できると期待される。

● 文①：トピックセンテンス

- 実験の後半部分の結果がなぜそのようになったのかについての、筆者の考察（主張）が端的に述べられている。

● 文②〜⑥：サポート

- 文②は、このパラグラフで行われている考察を理解するために必要な実験結果である**図3**を参照している。
- 文②は、文①のトピックセンテンスで行われた主張の根拠でもある。
- 文③と文④は、文①の主張と文②の根拠をつなぐ理由・論拠を述べることによって、文①のトピックセンテンスを支持している。
- 文⑤は、参考文献を引用し、文②〜④の内容に説得力をもたせている。

- 文⑥は、今回の実験とは異なる条件で同じ実験を行った場合の結果を予想することにより、文②〜④の内容を補足している。

IMRAD形式は、科学分野で広く採用されているフォーマットではありますが、専門分野や論文の投稿先のジャーナルによって、異なるフォーマットを使用することが求められることもあります。実際に論文を執筆する前には、専門分野の学術機関や投稿先のジャーナルのガイドラインを必ず確認するようにしましょう。

英語のアカデミックライティングは、どのようなフォーマットであっても必ず、複数のパラグラフから構成されますので、パラグラフライティングはすべてのフォーマットに応用することができます。

4-3
パラグラフライティングと IMRAD形式のアカデミック ライティングの推敲

パラグラフライティングを応用すると、IMRAD形式のアカデミックライティングの推敲も以下のようにシステマティックに行うことができます。

1 各パラグラフを推敲する

複数のパラグラフから成るアカデミックライティングを推敲する時も、まずは1つ1つのパラグラフを、パラグラフライティングの考え方に従って推敲します。トピックセンテンスが存在しているか、トピックセンテンスが適切か、サポートが存在しているか、サポートがトピックセンテンスを支持しているか、などを確認します（→p.123）。

IMRAD形式では、最終的には複数のパラグラフを書かなければならない、書いてもいいのだという思いがあるためか、1つ1つのパラグラフを「適当に」書いてしまうことがあります。複数のパラグラフを書く場合でも、1つのパラグラフを書く場合と同じように書くことを意識しましょう。

4-2の実験レポートは、著者らが実際に実験し、ピア・クリティーク（→p.112）を重ねて書きました。

Results の第1パラグラフ

　最初に10,000ルクスの光を照射すると1分以内に気泡の発生がはじまり、その後、継続して気泡が発生した。光合成による気泡の発生頻度は、照射光の照度が5,000ルクスの時に最大になった。本実験で照射した最高照度の10,000ルクスから7,500ルクス、5,000ルクスと照度を低くしていくと、気泡の発生頻度が高くなった（**図2**）。さらに、5,000ルクスよりも照度を低くすると気泡の発生頻度は低下していった。本実験での最低照度の1,000ルクスで気泡の発生頻度は一番低かった。

　推敲前のResultsの第1パラグラフは、「最初に10,000ルクスの光を照射すると1分以内に気泡の発生がはじまり、…」という文からはじまっていました。p.123の図を使って、このパラグラフを推敲すると、ステップ2の「トピックセンテンスは条件を満たしているか？」で問題が生じています。この文にはトピックセンテンスに必要な「抽象性」（→p.41）が備わっていませんので、トピックセンテンスとして不適切です。つまり、このパラグラフにはトピックセンテンスが存在しないことになります。

Results の第1パラグラフ

　水槽の中のオオカナダモに異なる照度の光を照射すると、異なる頻度で気泡が発生した。最初に10,000ルクスの光を照射すると1分以内に気泡の発生がはじまり、その後、継続して気泡が発生した。光合成による気泡の発生頻度は、照射光の照度が5,000ルクスの時に最大になった。本実験で照射した最高照度の10,000ルクスから7,500ルクス、5,000ルクスと照度を低くしていくと、気泡の発生頻度が高くなった（**図2**）。さらに、5,000ルクスよりも照度を低くすると気泡の発生頻度は低下していった。本実験での最低照度の1,000ルクスで気泡の発生頻度は一番低かった。

　推敲後に書き加えられたトピックセンテンスは、後に続くサポー

トにふさわしい抽象性を備えた文になりました。推敲の過程で、光合成の照度依存性という概念が抽出されたのも推敲の効果です。

パラグラフの「バランス」を確認する

　パラグラフの**バランス**とは、単純にパラグラフの「長さ」を意味しています。パラグラフの長さは、それぞれのパラグラフのトピックセンテンスに左右されますから、すべてのパラグラフが同じ長さである必要はありません。

　しかし、複数のパラグラフから成るIMRAD形式のようなアカデミックライティングにおいて、他のパラグラフに比べて極端に長いパラグラフや短いパラグラフがあることは好ましくないとされています。極端に長いパラグラフがある場合は、削除すべき情報が含まれていないか、極端に短いパラグラフがある場合は、十分なサポートが書かれているかを確認します。

　4-2の実験レポートのIntroductionは2つのパラグラフで書かれていますが、推敲前は3つのパラグラフで書かれており、第1パラグラフは以下のようなものでした。

> **Introductionの第1パラグラフ**　（推敲前）
> 　光合成は、植物が光エネルギーを利用して、二酸化炭素と水から炭水化物を合成するプロセスである。光合成は、次の反応式で表される。
>
> $6CO_2 + 12H_2O + 光エネルギー$
> $\rightarrow C_6H_{12}O_6 + 6H_2O + 6O_2 \cdots$（反応式1）

　推敲前のパラグラフの最初の文である、「光合成は、植物が光エネルギーを利用して、二酸化炭素と水から炭水化物を合成するプロセスである。」が非常に大切なトピックセンテンスであることは、実

験の内容から考えて明らかです。しかし、このパラグラフのサポートは反応式しかなく、極端に短くなっていました。このままではパラグラフのバランスがよくないので、複数のパラグラフを**統合**する修正を行いました（→❸）。

❸ 統合すべきパラグラフがないか検討する

パラグラフの**バランス**（→❷）を確認し、バランスがよくない（＝極端に短い）パラグラフがあった場合は、パラグラフを**統合**できないか検討します。パラグラフの統合とは、複数のパラグラフを1つのパラグラフにまとめることを意味します。

4-2の実験レポートのIntroductionは、推敲前は以下のような3つのパラグラフで書かれていました。

Introduction セクション　推敲前

　光合成は、植物が光エネルギーを利用して、二酸化炭素と水から炭水化物を合成するプロセスである。光合成は、次の反応式で表される。

$$6CO_2 + 12H_2O + 光エネルギー$$
$$\rightarrow C_6H_{12}O_6 + 6H_2O + 6O_2 \cdots （反応式1）$$

　植物細胞は葉緑体をもつ。葉緑体は、リン脂質の袋状構造である。葉緑体の中には、さらにリン脂質膜でできた扁平な袋状の構造が積層されたものがあり、これはチラコイドとよばれる。葉緑体内では、それ以外の部分はストロマとよばれる液体で満たされている。

　光合成は葉緑体のチラコイドとストロマで行われる。光エネルギーは葉緑体のチラコイド膜に存在する光合成色素によって吸収され、吸収したエネルギーを用い、チラコイド内に水由来の水素イオンが蓄えられる。蓄えられた水素イオンが、その濃度勾配に従って、チラコイド膜に存在するATP合成酵素をチラコイドの外側に向かって通過し、ATPが合成される。これは明反応とよばれる。ストロマでは、そこに含まれる酵素群

が、合成されたATPを用いて二酸化炭素から炭水化物を合成し、この反応はカルビン・ベンソン回路とよばれる。

❷でパラグラフのバランスを確認したところ、推敲前の1つ目のパラグラフはバランスがよくないことがわかりました。2つ目のパラグラフもかなり短く、3つ目のパラグラフは反対に長過ぎます。そこで、これら3つのパラグラフを1つに統合できないか検討しました。

Introductionの第1パラグラフ

光合成は、植物が光エネルギーを利用して、二酸化炭素と水から炭水化物を合成するプロセスである。植物細胞にある葉緑体の中にはチラコイドとよばれる扁平な袋状の構造があり、それ以外の部分はストロマとよばれる液体で満たされている。光エネルギーはチラコイドの膜に存在する光合成色素によって吸収される。これに伴って、水が分解され酸素が発生する。その分解の際に生じた電子が電子伝達系を通ると、水素イオンがチラコイド内に輸送され蓄えられる。水素イオンが、その濃度勾配に従ってチラコイド膜に存在するATP合成酵素の中を通過するとATPが合成される。ストロマでは、そこに含まれる酵素群によって、合成されたATPを用いて二酸化炭素から炭水化物が合成され、この反応はカルビン・ベンソン回路とよばれる。光合成は、次の反応式で表される。

$6CO_2 + 12H_2O + 光エネルギー$
$\rightarrow C_6H_{12}O_6 + 6H_2O + 6O_2 \cdots （反応式1）$

パラグラフライティングにおけるトピックセンテンスとサポートの関係を考えながら推敲したところ、推敲前の1つ目のパラグラフのトピックセンテンスの内容を、2つ目と3つ目のパラグラフが支持していることに気付きました。そこで、推敲前の3つのパラグラフを1つに統合し、推敲後はIntroductionの第1パラグラフとしました。

④ 分割すべきパラグラフがないか検討する

　パラグラフの**バランス**（→②）を確認し、バランスがよくない（＝極端に長い）パラグラフがあった場合は、パラグラフを**分割**できないか検討します。パラグラフの分割とは、1つのパラグラフを複数に分けることを意味します。

　極端に長いパラグラフでは、パラグラフライティングの基本であるOne topic, one paragraphルールが守られておらず、複数のトピックが詰め込まれている場合がよくあります。この場合はパラグラフを分割し、1つのトピックについて1つのパラグラフを書きましょう。

⑤ 追加すべきパラグラフがないか検討する

　1つ1つのパラグラフをパラグラフライティングのルールに従って推敲した結果、パラグラフから削除すべき情報が出てくることがあります。One topic, one paragraphルールに反して1つのパラグラフに複数のトピックが存在していたり、サポートの機能を果たしていない情報がパラグラフに含まれている場合などです。

　1つのパラグラフのみを書いている場合であれば、パラグラフから削除すべき情報を推敲で発見したら、その情報は削除するしかありません。どうしても削除したくない時は、トピックセンテンスを変更するなど、パラグラフの根本的な書き直しが必要になるはずです。

　しかし、複数のパラグラフから成るライティングでは、あるパラグラフから削除しなければいけない情報を使って、新たなパラグラフを追加できる可能性があります。

削除すべきパラグラフがないか検討する

　複数のパラグラフから成るライティングの推敲では、パラグラフ全体を削除しなければいけないこともあります。1つ1つのパラグラフを推敲した結果、どうしても適切なトピックセンテンスやサポートが書けないパラグラフは、そもそもそのライティングに含まれるべきではないパラグラフかもしれません。

 ## パラグラフ「間」の関係を確認する

　パラグラフ「間」の関係を確認するのは、複数のパラグラフから成るアカデミックライティングの推敲において、もっとも大切なステップです。1つのアカデミックライティングに複数のパラグラフが含まれている場合、それらのパラグラフ「間」には必ずなんらかの関係があるはずだからです。

　たとえば、IMRAD形式のResultsセクションに複数のパラグラフがあるとします。この場合、1つ目のパラグラフは1つ目の結果を報告するパラグラフ、2つ目のパラグラフは2つ目の結果を報告するパラグラフ…となることが多いです（図2）。

　さらに、IMRAD形式の異なるセクションに含まれているパラグラフ「間」の関係に注意しなければいけないこともあります。たとえば、Resultsセクションに3つのパラグラフがあり、それぞれ1つ目の結果、2つ目の結果、3つ目の結果を報告しているとします。すべて重要な結果だからこそResultsセクションに書かれているわけですから、これらの結果はDiscussionセクションで考察されるべきです。その場合、Discussionセクションにも複数のパラグラフが書かれ、1つ目のパラグラフは1つ目の結果についての考察、2つ目の

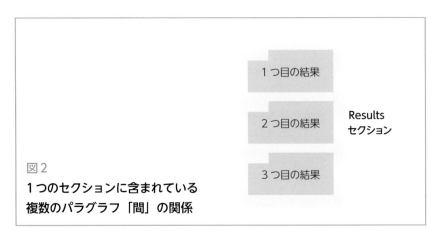

図2
1つのセクションに含まれている複数のパラグラフ「間」の関係

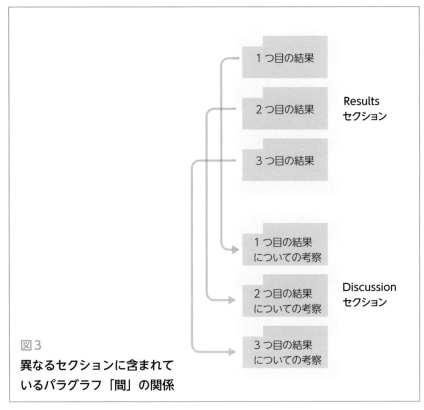

図3
異なるセクションに含まれているパラグラフ「間」の関係

パラグラフは2つ目の結果についての考察、3つ目のパラグラフは3つ目の結果についての考察となるでしょう（図3）。

　4-2の実験レポートを例にパラグラフ「間」の関係をみてみましょう。Discussionセクションの前半は、推敲前は以下のように3つのパラグラフで構成されていました。

推敲前

Discussionセクションの前半

　光を照射して1分後に気泡が発生するということは、光照射後、迅速に駆動を開始するプロセスが存在することを示唆している。チラコイド膜に存在する光合成色素が光を吸収し、ATPを産生するプロセスでは酸素が発生する。光を照射した時に気泡が発生していることから、少なくともチラコイド膜での反応が開始したと考えられる。

　光合成による気泡の発生頻度が照射した光の照度に依存し、照度が低い場合は頻度が低く、高い場合は頻度が高い傾向があることは、光合成において照射光の照度に依存するプロセスが存在することを示している。このプロセスは、ミトコンドリアのチラコイドで起こる明反応のプロセスに対応すると考えられる。

　最高照度10,000ルクスの時に気泡発生頻度が最高になっていないことは、前述した明反応の光合成色素による光の吸収プロセスのみでは説明できない。傾向として、低照度よりも高照度で気泡発生頻度が高いことは観察されたが、図2に示したように、気泡発生頻度は5,000ルクスで最大になった。もし、すべての反応が、光合成色素による光の吸収が起こるのと同じ時間スケールで進行するのであれば、10,000ルクスの時に気泡発生頻度が最大になることが予想される。この実験の観察結果は、光合成に複数のプロセスがあり、各プロセスが開始するまでにかかる時間が異なること、もしくは、光合成色素による光の吸収の後に律速段階があることを示唆している。

1つ目と2つ目のパラグラフのトピックセンテンスを読むと、書き手が1つ1つの事実を積み重ねようと考えたことがわかります。しかし、Discussionセクションに1つ目のパラグラフと2つ目のパラグラフを並べることによって、書き手が何を伝えたいのかがよくわかりません。

　また、結果のグラフを見る限り、2つ目のパラグラフにある、「光合成による気泡の発生頻度が照射した光の照度に依存し、照度が低い場合は頻度が低く、高い場合は頻度が高い傾向がある」の表現は適切とはいえません。さらに、1つ目のパラグラフのサポートは2文、2つ目のパラグラフのサポートは1文のみで構成されており、十分なサポートができていません。

　3つ目のパラグラフでは、グラフの右側半分が右肩下がりになっていることにトピックを移しています。「傾向として、低照度よりも高照度で気泡発生頻度が高いことは観察されたが、**図2**に示したように、気泡発生頻度は5,000ルクスで最大になった。」というサポートの文章は、文の前半と後半で違うことを表現しているためにわかりにくくなっています。

　結果として、Discussionセクションのこれら3つのパラグラフ「間」の関係がうまくいっていないように感じられました。そこで、パラグラフライティングの基本に戻り、トピックセンテンスが適切かどうかを再度考えてみることにしました。トピックセンテンスは、書き手が最もいいたいことや、重要だと思うことを述べなければいけません。ピア・クリティークでは、「グラフを見た時に真っ先に何を感じたのか」という質問が書き手に向けて投げかけられ、書き手は「予想と違う結果だと思った」と答えました。そこで、書き手の心に浮かんだ強い思いをトピックセンテンスにすることにしました。

推敲後

Discussion の第1パラグラフ

　照度と気泡発生頻度の関係は、私の予想とは異なっていた。私は、気泡発生頻度と照度には、照度が低い範囲では正の相関があり、それ以上、照度を高くすると、気泡発生頻度がいずれ飽和すると予想していた。その予想に反して、照度と気泡発生頻度の関係は**図2**のように上に凸の結果が得られた。

　推敲後には3つのパラグラフが1つになりました。パラグラフ「間」の関係を考えた結果、3つのパラグラフの情報を整理し、3つのパラグラフを1つに統合することにしたのです。そして、グラフの左半分は教科書に記載されているような想定通りの結果であることと、グラフの右半分に何か新しい知見が含まれていることが明確になったと思います。このDiscussionの第1パラグラフを新しく書いたところ、これに続く、Discussionの第2パラグラフ、第3パラグラフもわかりやすく書けるようになりました。

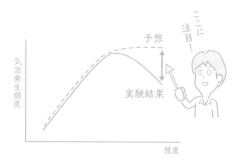

複数のパラグラフ「間」の関係については、それぞれのアカデミックライティングによって異なりますので、一般的なルールはありません。しかし、複数のパラグラフを書いた書き手は、あるパラグラフと他のパラグラフの関係を常に意識し、説明できなければいけないのです。

　1つ1つのパラグラフがパラグラフライティングのルールに則って適切に書かれていたとしても、パラグラフ「間」に問題が生じることはあります。しかし、このパラグラフ「間」の問題に気付き、その問題を修正することができるのも、ライティングに含まれているすべてのパラグラフがパラグラフライティングのルールに従って書かれているからこそなのです。もしも、複数のパラグラフのそれぞれが何の型ももたず適当に書かれていたり、あるパラグラフと別のパラグラフの型が異なっていたりしたら、パラグラフ「間」の問題に気付くことさえできないはずです。

　パラグラフライティングにおいては、パラグラフはすべてのアカデミックライティングの最小単位であり、ブロックのようなものです。ブロックを複数積み重ねて大きな壁を作ろうとしている時、1つ1つのブロックの形が異なっていたり、ブロックのなかにもろい

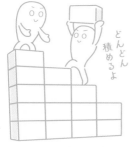

どんどん積めるよ

同じ形の強固なブロックだから、
積み重ねて壁を作ることができる!

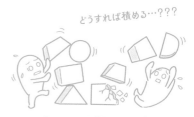

どうすれば積める…???

ブロックの形が異なっていたり、
もろいブロックがあると、
積んでも積んでもブロックは崩れてくる!

ブロックが紛れ込んでいたら、頑丈な壁を完成させることは絶対にできないでしょう。

　パラグラフライティングはその名前から、「パラグラフ（だけ）を書く方法」というように誤解されがちなのですが、パラグラフライティングは、数十のパラグラフから成る論文や実験レポートをも適切に書くことができる、アカデミックライティングの有効な手法なのです。

　最後に、複数のパラグラフから成るアカデミックライティングを推敲する時のプロセスを図4にまとめておきます。

ステップ1　**1つ1つのパラグラフが適切に書かれているか?**

・1つ1つのパラグラフのトピックセンテンスとサポートを確認する

ステップ2　**パラグラフの「バランス」はとれているか?**

・極端に長かったり、極端に短いパラグラフはないか?
・バランスがとれていない場合は、パラグラフの統合・分割を検討する

ステップ3　**追加すべきパラグラフはないか?**

ステップ4　**削除すべきパラグラフはないか?**

ステップ5　**パラグラフ「間」の関係を確認する**

・パラグラフ「間」の関係を説明できるか?

図4

**複数のパラグラフから成る
アカデミックライティングの推敲プロセス**

実験レポートの英訳

4章で紹介したIMRAD形式の実験レポートを、以下に英語で書いてみました。日本語の実験レポートと文の数は同じにしてあります。パラグラフライティングやIMRAD形式に従って書いた日本語のアカデミックライティングを英語にする場合に注意すべきことについては、5章を参考にしてください。

Observation of Photosynthetic Activity of an Aquatic Plant [※2]

I ntroduction の第1パラグラフ

①Photosynthesis is the process by which plants use light energy to synthesize carbohydrates from CO_2 and H_2O. ②The chloroplast in plant cells contains flattened pouch-like structures called thylakoids, and the rest of the chloroplast is filled with a fluid called stroma. ③Light energy is absorbed by photosynthetic pigments located within the membranes of thylakoids. ④This results in the decomposition of H_2O into O_2. ⑤As the electrons produced during the decomposition of H_2O pass through the electron transport chain, protons are transported to and stored in thylakoids. ⑥ATP is synthesized when protons pass through the ATP synthase embedded in the membranes of thylakoids according to their concentration gradient. ⑦In the stroma, carbohydrates are synthesized by many metabolic enzymes contained in the stroma from CO_2 using synthesized ATP, and this reaction is called the Calvin-Benson cycle. ⑧Photosynthesis is represented by the following chemical equation:

$$6CO_2 + 12H_2O + \text{Light Energy}$$
$$\rightarrow C_6H_{12}O_6 + 6H_2O + 6O_2 \cdots \text{(Chemical equation 1)}$$

-1-

①To understand plant photosynthesis, this experiment utilized aquatic plants to indirectly observe photosynthetic activity, using the generation of bubbles as an indicator when exposed to light. ②Aquatic plants are convenient for observing photosynthesis. ③The generation of bubbles when aquatic plants are exposed to light indicates that photosynthesis represented in Chemical equation 1 is occurring. ④As represented in Chemical equation 1, the bubbles contain O_2 produced by photosynthesis. ⑤The biochemical reaction known as photosynthesis can be easily quantified by counting bubbles generated while light is irradiated.

①The aquatic plant, the Brazilian waterweed, *Egeria densa*, was exposed to light of arbitrary illuminance, and the bubble generation frequency was measured (**Fig. 1**). ②The basal side of a fresh Brazilian waterweed, whose stem length was approximately 20 cm, was cut at a sharp angle with a razor, and the weed was placed in a clear aquarium filled with tap water. ③The cut surface of the stem was directed toward the surface of the water. ④The illuminance of the light on the Brazilian waterweed was adjusted by setting the LED light source in front of the aquarium and changing the distances between the aquarium and the LED in stages. ⑤Illuminance was monitored with an illumination meter placed at the rear of the aquarium, and the illuminance was set from high to low: 10,000 lux, 7,500 lux, 5,000 lux, 2,500 lux, and 1,000 lux. ⑥O_2 generated by photosynthesis appears as bubbles in the aquarium, therefore, the time required to generate 5 bubbles from the basal stem of the Brazilian waterweed at each illuminance was measured with a stopwatch to determine the frequency of bubble generation per unit time (bubbles/minute). ⑦Next, to analyze the relationship between irradiation time and the frequency of bubble generation, we fixed illu-

-2-

165

minance at 10,000 lux and continuously measured the interval at which each bubble was generated. [8]All experiments were performed at a room temperature of 25 °C.

R esults の第 1 パラグラフ

[1]Bubbles were produced at different frequencies when the Brazilian waterweed in the aquarium was exposed to light of different illuminance. [2]First, when exposed to 10,000 lux light, bubbles began to form in less than 1 minute and continued to form continuously thereafter. [3]The frequency of bubble generated by photosynthesis reached a maximum when the illuminance of the irradiated light was 5,000 lux. [4]As the illuminance was lowered from 10,000 lux, the highest illuminance irradiated in this experiment, to 7,500 lux and then to 5,000 lux, the frequency of bubble generation increased (**Fig. 2**). [5]Furthermore, the frequency of bubble generation decreased as the illuminance was reduced below 5,000 lux. [6]The frequency of bubble generation was the lowest at 1,000 lux, the lowest illuminance in this experiment.

R esults の第 2 パラグラフ

[1]When the light was continuously irradiated at 10,000 lux, the highest illuminance in this experiment, the frequency of bubble generation increased with time and then remained constant. [2]At 1 minute after light irradiation, the frequency of bubble generation was 1 bubble/minute, and then the frequency increased linearly. [3]After about 15 minutes of irradiation, the frequency of bubble generation reached 1.8 bubbles/minute and remained constant thereafter (**Fig. 3**).

D iscussion の第 1 パラグラフ

[1]The relationship between illuminance and bubble generation frequency was different from what was expected. [2]It was expected that there would be a positive correlation between bubble generation

frequency and illuminance in the low illuminance range, and the frequency of bubble generation would eventually saturate as the illuminance was increased further. ③Contrary to this expectation, the relationship between illuminance and frequency of bubble generation was found to be convex upward, as shown in **Fig. 2**.

D iscussion の第2パラグラフ

①The reason the relationship between illuminance and bubble generation frequency resulted as represented in **Fig. 2** is thought to be because the frequency of bubble generation at a given illuminance varies with time for some time after light irradiation. ②As the results in **Fig. 3** show, immediately after exposure to 10,000 lux light, the bubble generation frequency was low but generally increased and saturated after further time. ③The results suggest that when the data in **Fig. 2** were obtained, the measurement started from the high illuminance, so at that time, the photosynthetic response was still at a stage before it was fully driven. ④The frequency of bubble generation at 10,000 lux was measured at approximately 5 minutes after light exposure, which corresponds to the time range in **Fig. 3** where the bubble generation frequency increases with time.

D iscussion の第3パラグラフ

①The results in **Fig. 3** may be an observation of the process of enzyme activation by light irradiation. ②The frequency of bubble generation increased with time when exposed to 10,000 lux light (**Fig. 3**). ③The phase in which the enzyme was activated by light irradiation may have been during the 0 to 15 minute time interval. ④The phase after 15 minutes may be the one in which the enzyme was fully activated. ⑤In fact, Rubisco, an enzyme which works in the Calvin-Benson cycle, is activated by light irradiation, and its activation reaction is said to be the slowest of all the enzymatic reactions in photosynthesis, taking about 5 to 10 minutes after light intensity increases[1]. ⑥It is assumed that the enzyme is sufficiently activated by light irradiation if it is irradiated with 10,000 lux light for about 15 minutes; therefore, if the relationship between illuminance and bubble generation frequency is examined after about 15 minutes of irradiation, the data showing the maximum bubble generation frequency at 10,000 lux may be obtained.

-5-

＊英語版では図と文献を省略しています。日本語版（→p.134）を参照してください。

※2　これは実験レポートですので、英語のタイトルは日本語のタイトルである「水生植物の光合成活動の観察」をそのまま英語に訳してあります。しかし、英語の論文ではこのようなタイトルがつくことはほとんどありません。論文の主たる発見をそのままトピックセンテンスのような形でタイトルにすることが多いです。パラグラフライティングでトピックセンテンスを書く練習をすることは、英語の論文にタイトルをつける時にも役に立つのです。

パラグラフライティングとかけて

・のだっち・です。コラム⑦でとりあげました『新版 議論のレッスン』[1] の読書会に参加していた頃、「論証と謎かけって似てないか？」と考えはじめました。「謎かけ」、ご存知ですか？　「Aとかけて、Bととく、その心は…C」というフレーズのあれです。私が論証と謎かけの間のつながりを考えた理由は、Aが根拠、Bが主張・結論、そして、AとBをつなぐのがCで理由・論拠だと考えたからです。皆さん、どう思われますか？　こじつけ感も否めませんが、のだっちは真剣です。

　古い謎かけで有名なものの1つに、「葬儀屋とかけてウグイスととく」、その心は、「なくなくうめに行くでしょう」というものがあります。悲しくて「泣く」／ウグイスが「（ホーホケキョと）鳴く」、埋葬するの「埋めに行く」／ウグイスが「梅に行く」が同音異義語でかかっています。私、これを読んだ時には膝を打ちました。

　東京新聞に、ねづっちという芸人さんが、〈ねづっちの謎かけ道場〉というコーナーを連載しています。このコーナーは、読者から寄せられた謎かけを、ねづっちが選評するというものです。ここに掲載されている謎かけには設定が複雑なものが多いです。「その心は」の理由・論拠を当てることが謎かけの目的ではないとは思うのですが、状況設定が細かく、謎かけを考えた人だけしか「その心は」の先がわからないと思います。ある作品の選評には、ねづっちが「強引な謎かけだなぁ」と書いていました[2]。ある情報を知っていないと理解できない謎かけだったからです。それに対し、「葬儀屋とかけてウグイスととく」は状況設定も理由・論拠も極めてシンプルです。

　論証で主張する際には、一般的には根拠からの飛躍が伴います[1]。飛躍のない論証は何も主張していません。論証においては、根拠が適切なレベルにあり主張・結論との間の飛躍が絶妙である時に、私たちは納得できるのだと思います。謎かけに話を戻して考えると、新聞の読者の多くの謎かけは、「～とかけて」の根拠になる状況設定が細かくなりがちで、加えて、「～ととく」と「その心は」との間にとても大きな飛躍があるものが多いのです。くり返しますが、「葬儀屋とかけてウグイスととく」は構造と内容が

とてもシンプルです。どちらがよい・悪いということではないのですが、これはよい論証をするためのヒントを与えてくれるかもしれません。

　パラグラフライティングでは、根拠を読み手が了解できるようなものにすることが、主張・結論との間によい塩梅の飛躍を生む必要条件だと思います。当然といえば当然です。科学論文では、それ自体を読み進めるに従って、根拠は了解できるような形になっているはずですし、書き手もそうなるように論理的に書く必要があります。謎かけも同じでしょうか。

　この本の読者の皆さんは、ここまで読んでパラグラフライティングがどのようなものかがイメージできるようになっていると思います。

　突然ですが、ととのいました！[3]「パラグラフライティングとかけて歯科の定期検診ととく」、その心は！「しこう（思考／歯垢）がクリアになるでしょう」

1) 「新版 議論のレッスン」（福澤一吉／著）、NHK出版、2018

2) 興味がある方は東京新聞2023年10月4日（水）朝刊をご覧ください（https://www.tokyo-np.co.jp/article/281520）。ねづっちが「強引な謎かけだなぁ」と感じるということは、強引でない謎かけがどのようなものか、プロのねづっちはもちろん知っているわけです。選評の「強引な謎かけだなぁ」の次には、根拠に通じる大切なことが書かれています。

3) ねづっちは、客席のお客さんからお題をもらい、その場で即興で謎かけを行います。お客さんは「Aとかけて」のAをねづっちに伝えます。そうすると、ねづっちは、信じられないスピードで「Bととく、その心はC」を披露していきます。「ととのいました」は、「Bととく、その心はC」を披露する前に、ねづっちが使うフレーズです。でも、「ととのいました」をいうこともなく、どんどんといっていきます。

（野田直紀）

5章

英語で
パラグラフを書く

5章では、日本語で書いたパラグラフ
を英語にし、いよいよ英語科学論文を
完成させます。日本語を英語にする時
に意識すべき点を説明するとともに、
翻訳ツールや生成型AIとの付き合い方
についても紹介します。

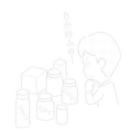

5-1
日本語で書いたパラグラフを英語にする

　本書は、パラグラフライティングの考え方を理解するために、1〜4章ではあえて日本語でパラグラフについて学んだり、パラグラフを書いたりしてきました。どの言語でもアカデミックなライティングを行うことはできますし、どの言語でもパラグラフライティングのルールに従ったパラグラフを書くことはできます。英語が日本語と同じように使える場合は最初から英語で書けばいいのですが、そうでない場合は、まずは母語である日本語で自分が書きたいことを突き詰め、考えを整理し、パラグラフを書けばいいのです。日本語で適切なパラグラフが書ければ、そのパラグラフを英語にするのは難しいことではありません。適切なパラグラフは、アカデミックライティングで要求されている論理的な書き方で書かれているはずだからです。ここでは、日本語で適切なパラグラフが書けていることを前提として、そのパラグラフを英語にする時に意識すべきことを紹介します。

日本語と英語で、文の数や文の構造を同じにする

　日本語と英語は言語的にかなり異なっているため、一般的には日本語を英語にする時、文の数や文の構造を変更することが多いです。日本語では2文で書いていた内容を英語では1文にしたり、日本語の文の語順を英語では変えたりします。しかし、日本語で適切なパ

ラグラフが書けているのであれば、そのパラグラフに含まれているすべての文は、トピックセンテンスとサポートという役割をもって、論理的に並んでいるはずです。日本語を英語にすることで適切に書かれているパラグラフの構成を破壊してしまわないよう、文の数や文の構造が同じにすることを目標にしましょう。

翻訳ツールや生成型 AI を積極的に利用する

　現在の翻訳ツールや生成型 AI は、うまく使えば、かなり正確に日本語を英語にしてくれます。「うまく使う」というのは、翻訳ツールや生成型 AI にただ日本語の文をコピペし、クリックして出てきた結果をそのまま信じる、ということではありません。翻訳ツールや生成型 AI にそもそもどのような日本語を入力すべきかを考えたり、出力された結果をどのように確認するかによって、自分が日本語で本当にいいたかったことを英語でも表現できるようになります。翻訳ツールや生成型 AI の適切な利用のしかたについては、5-2 と 5-3 で紹介します。

アカデミックな英語を書く

　「アカデミックな」英語とは、「硬い」英語、「フォーマルな」英語です。「口語的でない」、「カジュアルでない」英語といってもいいでしょう。どのような英語がアカデミックかを判断するのは難しい時もありますが、具体的には次の❶〜❾について気をつけます。

① 基本的な動詞は使用しない

　「基本的な動詞」とは、「小学校・中学校で習うレベルの動詞」と言い換えることができます。たとえば、do、get、give、make、put、take などです。これらの動詞は、基本的であるがゆえにさまざまな文脈で使われ、実は意味がはっきりとしない動詞です。また、これらの動詞は読み手にカジュアルな印象を与えます。たとえば、do という動詞を使いたくなったら、「実際に何を『する』のか」を考え、必要に応じて辞書や翻訳ツールを使い、その行為にふさわしい動詞を探しましょう。たとえば「実験をする」は、do an experiment ではなく、conduct an experiment と表すことができます。

② 等位接続詞は文頭に置かない

　等位接続詞とは、and、but、so、or、yet（but の意味で使われる）、for（because の意味で使われる）という短い接続詞です。これらの接続詞を文頭で使用できるかについては、英文法の研究者の間でも争いがあるのですが、アカデミックライティングでは不可、とされています。これらを文頭で使うと、カジュアルな印象を与えるからです。

　アカデミックライティングにおいて、文頭で使用できる接続詞は、in addition、however、although、therefore など、等位接続詞より長く、フォーマルな印象を与える接続詞です。

③ 一人称単数代名詞・二人称代名詞は使用しない

　一人称単数代名詞とは、I、my、me、mine、**二人称代名詞**とは、

you、your、yoursのことです。これらの代名詞もカジュアルな印象を与えるので、アカデミックライティングでは使用しないでください。

なお、**一人称複数代名詞**であるwe、our、us、oursについても、アカデミックライティングでは使用すべきでないという考えがありますが、論文の内容によっては完全に避けるのは難しいことがあります。

動詞の短縮形は使用しない

動詞の短縮形とは、たとえばisn't、don't、can'tなどのことです。短縮形は口語でよく使用されるため、とてもカジュアルな印象を与えます。それぞれ、is not、do not、cannot[1]と、短縮形を使用せずに書きます。

不要な修飾語は使用しない

アカデミックライティングでは、あまり修飾語を使用しません。特に、**形容詞の程度を強める副詞**である、really、very、extremelyなどは、不要な修飾語と捉えられます。これらの修飾語を使いたくなったら、より具体的に数字などを使って読み手に程度の強さを伝えられないかを検討します。

---

[1]　cannotのcanとnotの間にはスペース不要です。

6 There is/are構文・It is構文は避ける

　There is/are構文・It is構文は、完全に避けるのは難しいかもしれませんが、必要がない時は使用しないようにしましょう。英語は、文法的に主語が必要な言語ですが、これらの構文では意味をもたないThereやItという、いわゆる仮主語が文頭にきてしまうため、「弱い」文だと考えられています。

7 否定文は必要な時のみ使用する

　アカデミックライティングでは、否定文は必要な時のみ使用し、そうでない場合は避けましょう。アカデミックライティングで否定文が好まれないのは、明確性が求められるからです。たとえば、「今日の空は青くない」と否定文で表現すると、「今日の空が青くない」ことはわかります。ですが、この否定文では「今日の空が実際に何色なのか」は伝わりません。アカデミックライティングは、「今日の空は灰色だ」と明確に伝えるライティングなのです。

　パラグラフライティングでは特に、トピックセンテンスで否定文を使用することは好ましくないとされています。もちろん絶対に使ってはいけないという意味ではありませんし、サポートでは使わざるをえない場合や、使った方がいい場合もありますから、必要な場合は否定文を使用しても構いません。

8 簡潔な表現を使用する

　アカデミックライティングでは、可能なかぎり簡潔な表現を心がけましょう。同じ意味を伝えられるのであれば、少しでも簡潔に伝

えられる表現を選択します。たとえば、in order to は to で表すことができ、despite the fact that は although で表すことができます。学術雑誌に掲載される論文は、字数が決まっていることが多いです。限られた字数をむだにしないように、辞書、翻訳ツール、生成型 AI などを利用して簡潔な表現を探します。

 ## よく使用される表現を知っておく

　日常的に読んでいる英語論文から、アカデミックライティングでよく使用される表現を抽出し、リストを作成しておくと便利です。たとえば、IMRAD 形式の Introduction のセクションでは、論文の目的や研究の目的を述べますが、The purpose of this research is … や、This paper examines … などの表現がよく使用されます。ほかにも、仮説を述べる場合、比較する場合、例示する場合、図表によって示す場合、引用する場合、結論づける場合などに、アカデミックライティングでよく使用される表現は、インターネットで検索すると簡単にみつけることができます。そのなかから自分が使いやすい表現を決めておくと、毎回悩む必要がありません。

5-2
翻訳ツールとの付き合い方

　英語で論文を書かなければいけない人たちにとっては、ずっと以前から翻訳ツールは身近なものであったと思います。

　筆者も翻訳ツールが初めてインターネットで使えるようになった頃からずっと、翻訳ツールと向きあってきました。初期の翻訳ツールは訳文の精度が低く、誰が見てもおかしいだろうと思うような文を訳出してきたので、数年間まったく翻訳ツールを使用しなかったこともありました。その頃からすると、今の翻訳ツールが訳出する文のレベルは飛躍的に高まりました。訳文の文法や語彙が正確なだけでなく、英語としてより自然な表現が出てくるようにすらなりました。また、原文（日本語）に対する理解が深まり、原文が意図するところを正確に英語に訳出するようになったとも思います。日本語と英語は、たとえばフランス語と英語と比べると、言語間の「距離」が遠い、つまり言語として大きく異なっているのですが、それを考えると現代の翻訳ツールの発展は素晴らしいです。

　とはいえ、現在のところ翻訳ツールはまだ完璧なわけではありません。アカデミックライティングにおいて最終的なプロダクトに責任をもたなければいけないのはあくまでも書き手であり、翻訳ツールは責任を取ってはくれません。翻訳ツールの訳文を確認するのは書き手の責任であり、義務です。

　また、そもそも翻訳ツールにどのような日本語を入力するかにも気を遣うべきです。日本語を入力する時点で翻訳ツールが訳出しやすい文を入力してやると、訳出のレベルが上がり、訳文の確認も楽になります。

　ここでは、翻訳ツールに日本語を入力する時と、英語の訳文が出た後に注意すべきことを説明します。

翻訳ツールに日本語を入力する時に注意すること

機密情報は入力しない

　皆さんが書く論文は、まだ世界の誰もが知らないデータや仮説を含んでいることでしょう。このような情報は皆さんが保持している機密情報といえます。機密情報を翻訳ツールに入力するのは避け、機密情報を含む文は自分で英語に訳すことを基本とし、万が一にも翻訳ツールを通した機密情報の流出が起こらないように注意しましょう。

> **例1**
> 腎臓は、脱水時には尿中の水分量を減らし、高濃度の老廃物を含んだ比重の高い尿を作ると考えた。

　例1は、3章で例として挙げたトピックセンテンスです。仮に、このトピックセンテンスの内容が、皆さんの新しい仮説だとしましょう。この場合、この文全体を翻訳ツールに入力することは情報流出の危険を伴います。もしも、この文のなかにどのように英語に訳せばいいのかわからない部分があれば、文全体を入力するのではなく、「腎臓」、「脱水」、「尿」などと単語レベルで入力しましょう。または、「高密度の老廃物を含む」などのフレーズ（＝いくつかの単語が意味的にまとまったもの）で入力するのも効果的です。

2 入力する「量」を考える

　翻訳ツールに日本語を入力する時、単語、フレーズ、文、または
パラグラフ、のどのレベルで入力するかにも気を遣いましょう。

　一般的に、翻訳ツールを利用する場合、単語やフレーズだけを入
力するのは効率が悪いです。単語やフレーズの翻訳が得意なのは、
辞書です。インターネットで利用できる辞書を使うと、1つの単語
やフレーズに対し、複数の表現を紹介してくれるので、そのなかか
らもっとも文脈にふさわしい表現を選ぶことができます。翻訳ツー
ルには、1つの文、（パラグラフの一部である連続した）複数の文、
または1つのパラグラフ全体、を入力するのがよいでしょう。

　表に、翻訳ツールに1つの文を入力した場合と、1つのパラグラフ
全体を入力した場合の利点をまとめました。

表

1文ずつ入力する場合とパラグラフ全体を入力する場合の利点

1文ずつ入力する場合	・文が長かったり、複雑な文法構造を含んでいる場合*でも、正確な訳出がされる可能性が高い ・訳出後に、曖昧な訳や誤訳を原文と比較して特定しやすい
パラグラフ全体を入力する場合	・文脈を考慮した訳出がされる可能性が高くなる ・翻訳にかかる時間が短縮される

* 「仮にAがBだとすれば、結果はCになるだろうが、AがDであれば、結果はEとなるだろう」のように、接続的な表現が1つの文のなかで多用されている場合や、単語に長い修飾句がかかっている場合など。

　入力する際の他の選択肢としては、同じパラグラフのなかの連続した複数の文をまとめて入力することが考えられます。この場合、1文ずつ入力する場合と1つのパラグラフ全体を入力する場合の「いいとこどり」ができる可能性があります。パラグラフライティングの手法で書かれたパラグラフは、1つのサポートに含まれている複数の文をまとめて翻訳すると、いい訳文が出る可能性が非常に高いです。

　なお、たとえば複数のパラグラフを入力するなど、1つのパラグラフより多くの日本語を翻訳ツールに一気に入力することはおすすめしません。訳文の正確性が損なわれる可能性が高くなります。

アカデミックな日本語で入力する

　アカデミックライティングでアカデミックな表現を使用することの重要性については3章（→p.115）でも述べました。

　ライティングを行っている状況にふさわしい表現を使用する、たとえばアカデミックライティングではアカデミックな表現を使用し、友人とのLINEではくだけた表現を使用する———言語学ではこれを**レジスター(register)**といいます。

　レジスターとは、言語が状況に応じて変化することを指し、このような変化は語彙、表現、文法、発音など言語のすべての要素で起こります。レジスターはコミュニケーションの適切さを測る指標になるので、書き手や話し手は状況にふさわしいレジスターを守らなければいけません。そして、レジスターは翻訳ツールを使いこなすためにも重要なのです。

　次の例文を見てみましょう。

例2

腎臓は、脱水時には<u>尿</u>中の水分量を減らし、高濃度の老廃物を含んだ比重の高い<u>尿</u>を作ると<u>考えた</u>。

例3

腎臓は、脱水時には<u>おしっこ</u>の中の水分量を減らし、高濃度の老廃物を含んだ比重の高い<u>おしっこ</u>を作ると<u>思った</u>。

例2-訳

<u>It is thought</u> that the kidneys reduce the amount of water in the <u>urine</u> during dehydration, producing <u>urine</u> with a high specific gravity that contains high concentrations of waste products. [DeepL]

例3-訳

<u>I thought</u> that the kidneys reduce the amount of water in <u>pee</u> when dehydrated, producing <u>pee</u> with a high specific gravity that contains high concentrations of waste products. [DeepL]

　例2はあるパラグラフのトピックセンテンスです。**例3**は**例2**の「尿」と「…と考えた」をそれぞれ「おしっこ」と「…と思った」に変えた文です。**例2**と**例3**をそれぞれ DeepL という翻訳ツールで翻訳してみた結果が、**例2-訳**と**例3-訳**です。

　例3-訳は「おしっこ」を pee と訳しましたが、これは主に子どもに対しカジュアルな場で使用される表現です。同じように、「思った」は I thought というアカデミックなレジスターではない表現で訳されてしまいました。これら2つの表現以外は硬い表現のままだったのですが、翻訳ツールは日本語のアカデミックな表現はアカデミックなまま、アカデミックではない表現もそのまま訳出したことになります。

　例3は極端な例かもしれませんが、原文の表現が訳文に大きな影響を与えることがわかると思います。翻訳ツールを使用して、いい訳文を得るためには、原文のレジスターにも注意する必要があるのです。

4 日本語の「修飾表現」に注意する

　日本語は名詞を修飾する時、「青い家」、「庭に立っている少女」のように、修飾したい名詞の前に修飾表現を入れます。これに対し、英語はa blue houseのように形容詞を使った修飾では形容詞は名詞の前に置かれますが、The girl who is standing in the gardenのように関係代名詞を使用した修飾では修飾表現が名詞の後にきます。

　さらに、日本語の修飾表現は長くなる傾向があり、**例4**のような文を書くことができます。

例4
私は昨夜、隣の家の大きな庭に植えられている杉の木の下に立っている幼い少女を見た。

例4-訳
I saw a young girl last night standing under a cedar tree planted in the large yard of the house next door.　　　　　　　　　　[DeepL]

　例4-訳は**例4**を翻訳ツールに入力した時の訳文ですが、文法的に正しい文が訳出されました。以前の翻訳ツールであれば、そもそも**例4**のような日本語の意味を正しく捉え、かつ正しい英文で訳出することは難しかったと思います。技術の発展のおかげで**例4-訳**のような訳文が得られたことに驚いてしまったのですが、ここではunder、 in、ofと多くの前置詞が使用されています。英語では一般的に、前置詞が多い文は理解しづらいとされています。また、standing under a cedar tree planted in the large yard of the house next door という冗長な修飾表現がすべて a young girl にかかっているというのもわかりづらいかもしれません。

　そこで、**例4**の意味はそのままで、**例5**のように文を2つに分けてみました。また、**例4-訳**で last night という副詞的表現までが a young girl の直後に入っているのが余計にわかりづらいと感じたので、**例5**では「昨夜、」を文頭にもってきてみました。

例5

昨夜、私は隣の家の大きな庭で幼い少女を見た。その少女は庭に植えられている杉の木の下に立っていたのだ。

例5-訳

Last night, I saw a young girl in my neighbor's large yard. The girl was standing under a cedar tree planted in the yard. 　　　　　[DeepL]

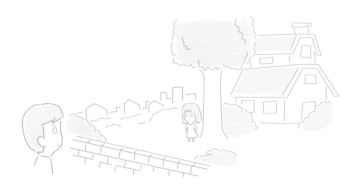

　　例5を翻訳ツールに入力して出てきた訳文が**例5-訳**です。

　　例5-訳ではまず、Last night が最初の文の文頭にきたために、a young girl という名詞とそれを修飾する in my neighbor's large yard との間に邪魔な表現が入らず、すっきりしました。

　　また、**例4-訳**では1つの文のなかに3つあった前置詞が、**例5-訳**では最初の文に1つ、次の文に2つと分かれたことで、どちらの文も理解しやすくなりました。

　　日本語を翻訳ツールに入力する時は、日本語の修飾表現の「位置」と「長さ」に注意し、必要に応じて日本語に手を加えてから入力するようにしましょう。

⑤ 複数の翻訳ツールを比較する

　　今は、数多くの翻訳ツールをインターネット上で使用することができます。何度か使っているうちに使い方に詳しくなった翻訳ツールや、自分の好みの翻訳ツール（＝自分の好みの訳出をしてくれる翻訳ツール）、自分の専門分野の翻訳をうまくしてくれるツールなどが出てくると思います。

　　しかし、1つの翻訳ツールだけに固執せず、ぜひ複数の翻訳ツールを試して、訳文の質を比較する癖をつけてください。

　　次の例文を見てみましょう。

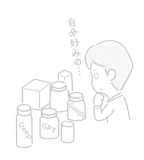

例6

腎臓は、脱水時には尿中の水分量を減らし、高濃度の老廃物を含んだ比重の高い尿を作ると考えた。

例6-訳a

We hypothesized that the kidneys reduce the amount of water in the urine during dehydration, producing urine with a high specific gravity that contains a high concentration of waste products.　　　　[DeepL]

例6-訳b

It was hypothesized that during dehydration, the kidneys reduce the amount of water in the urine and produce urine with a high specific gravity containing a high concentration of waste products.

[Google Translate]

例6-訳c

Kidneys are thought to reduce the amount of water in urine and produce concentrated urine with a high specific gravity containing a high concentration of waste products during dehydration.　　　[ChatGPT]

例6-訳d

It is thought that the kidney produces urine of a high specific gravity with concentrated waste products due to the reabsorption of water in the dehydrated state.　　　[例6の執筆者が書いた英文]

　例6は、あるパラグラフのトピックセンテンスです。例6をDeepLという翻訳ツールで訳したのが**例6-訳a**、Google Translateという翻訳ツールで訳したのが**例6-訳b**です。さらに、翻訳ツールではありませんが生成型AIのChatGPTに英訳するよう指示して出てきた文が**例6-訳c**です。最後の**例6-訳d**は**例6**の執筆者が翻訳ツール

を用いずに書いた英文です。

　これらの訳文はすべて文法的には正しい文ですが、かなり違いがあります。

　まず最初は、**例6**の「…と考えた」に当たる部分の訳を見てみましょう。**例6-訳a**と**例6-訳b**はどちらもhypothesize「仮説を立てる」という動詞を使って訳出しています。普通に考れば原文の「…と考えた」という表現を「仮説を立てる」と訳すのは無理があるように思います。これに対し、**例6-訳c**と**例6-訳d**は直訳に近いthink「考える」を使っています。これがもし、I thought that…となっていたらアカデミックな表現ではなくなってしまいますが、どちらも受動態を使用することでアカデミックな英語となっています[※2]。

　次に目につくのが、**例6**の「脱水時には」という表現が訳文のどこに現れるかです。**例6**は、腎臓が「尿中の水分量を減らす」ことと「高濃度の老廃物を含んだ比重の高い尿を作る」ことはどちらも「脱水時に」起こる、といっています。しかし、**例6-訳a**では「脱水時には」の訳であるduring dehydrationが訳文の真ん中あたりにきていて、腎臓が脱水時に行うのは尿中の水分量を減らすことだけのようにも読めてしまいます[※3]。

　これに対し、**例6-訳b**は文頭のIt was hypothesized thatの直後にduring dehydrationという表現を入れていて、脱水時に腎臓が2つのことを行うのだということがわかりやすく訳出されています。

　例6-訳cと**例6-訳d**はどちらも「脱水時には」という表現を文の一番最後にもってきています。これは「脱水時に」という表現が文全体にかかっていることを示しますので、脱水時に腎臓が2つの

※2　一般的には、受動態を使うと硬く、アカデミックな文になります。

※3　実際にはカンマの後の部分がいわゆる分詞構文になっていますので、腎臓が高濃度の老廃物を含んだ比重の高い尿を作ることも脱水時のことだという訳になってはいるのですが、そのように理解するには読み手に負担を与え、読み手にとって親切な訳文ではありません。

ことを行うことが読み手に簡単に伝わります。

この部分の訳だけを見れば、**例6-訳a**より**例6-訳b**と**例6-訳c**、**例6-訳d**が優れているといえます。

なお、翻訳ツールと生成型AIはすべて「脱水時には」をduring dehydrationと直訳的に訳していますが、**例6-訳d**のin the dehydrated stateという表現の方が医学の分野では自然な表現です。翻訳ツールに完全に頼ってしまうのではなく、その分野の専門家が直接書いた英文だからこその表現といえるでしょう。

最後に、**例6**の「高濃度の老廃物を含んだ比重の高い尿」という表現ですが、すべての例が微妙に異なる訳出をしています。**例6-訳c**の訳はconcentrateという単語の派生語が2回も使われていて、理解しづらいです。

論文やレポートのすべての原文を複数の翻訳ツールに訳出させ、訳文を比較するのは難しいかもしれません。ですが、パラグラフでもっとも重要な文であるトピックセンテンスや、特に重要なサポートなど、曖昧な訳、訳抜け（＝原文と訳文を比べた時、原文にある情報の一部が訳文にないこと）、誤訳があってはいけない文については複数の翻訳ツールを比較すべきです。

翻訳ツールを使用して得た訳文は必ず訳出された後で確認しなければいけませんが、以上のように、原文を入力する時点でも気を遣っておくといい訳文が得られる可能性が高まり、訳出後の確認の過程も楽になります。

翻訳ツールが訳出した後に注意すること

　次は、翻訳ツールによる訳文を得た後に注意すべきことです。

　基本的なことですが、訳文は必ず自分の目で確認してください。どれほど翻訳ツールが発達しても、翻訳ミスは必ず起こるでしょう。ミスとよぶほどのことではなくても、つまり文法や語彙が間違っていないとしても、自分の意図を訳文が正確に伝えていなければ、それはやはり翻訳の問題です。翻訳ツールが訳出した文であっても、ライティングに最終的な責任を負うのは書き手である皆さん自身です。翻訳ツールをむやみに信じることなく、訳文は必ず確認します。

　訳文の確認の際に注意することは以下のとおりです。

1 専門用語の訳を確認する

　今の翻訳ツールは、原文の**レジスター**（→p.181）に対応した訳文を作ることができますが、それぞれの専門分野における専門用語まで常に正しく訳出するとは限りません。

　特に、ある現象を表す英語表現が複数あり、ある専門分野ではAという表現、別の専門分野ではBという表現を慣習的に使用している場合があります。これは英語的に正しい／正しくないの問題ではなく、書き手や読み手が自分の専門分野で使われる表現について知っている／知らないの問題です。自分の専門分野でどのような英語表現が慣習的に使用されているかについて、一番詳しいのは書き手です。書き手の責任として訳文の専門用語を必ず確認するようにしましょう。

② 訳語を統一する（＝「訳揺れ」に注意！）

　翻訳には、**訳揺れ**とよばれる現象がよく起こります。これは、原文では同じ表現が使われている言葉を、訳文が複数の表現で表してしまうことを指します。

　たとえば、日本語の「痰」は一般人が普通に使用し、かつ医学論文でも使用される表現ですが、英語ではphlegm、sputum、mucusという表現がすべて「痰」にあたります。ある言語と別の言語は必ずしも「1対1」対応にはなっていないのです。

　アカデミックライティングではない英語のライティングでは、同じ単語を何度も使うことを好まず、同義語を積極的に使うことが多いのですが、アカデミックライティングでは一度使った表現をそのまま使い続ける傾向があります。特に原文が同じ表現をずっと使っている場合は訳文でも同じ表現がくり返し使われるべきですが、意図しない訳揺れによって、異なる表現が使われてしまうことがあります。訳揺れについては、人間が訳した時よりも翻訳ツールが訳した時の方が避けられる可能性が高いのですが、翻訳という作業において訳揺れは避けることができない現象ですので、訳揺れが起こることを前提に訳文を確認し、訳揺れがあった場合は訳語を統一しましょう。

③ 訳文の情報の順番に配慮する

　例6では、原文の最初の方にある「脱水時には」という表現が、訳文によって文の最初にきたり、真ん中にきたり、最後にきたりすることがありました。最近の翻訳ツールは、文法的に許される限り、原文の情報と訳文の情報の位置を揃えようとしているように見えま

す。にもかかわらず、なぜ**例6**で見たようなことが起こるのかはわかりませんが、実際によく起こることです。

　原文に含まれている情報の順番は訳文でもそのまま維持されることが好ましいので、訳文を確認する時は情報の順番についても注意します。特に理由がないのに、訳文で情報の順番が変わっている場合は、文法的な問題が生じないように気をつけながら訳文を変更しましょう。

④ 英文の「主語」に注意する

　日本語は主語がなくても成立するが、英語は必ず主語が必要であるという、日本語と英語の文法的な違いは、翻訳ツールの使用にあたり影響があります。

例7
腎臓は、脱水時には尿中の水分量を減らし、高濃度の老廃物を含んだ比重の高い尿を作ると考えた。

例7-訳a
It is thought that the kidneys reduce the amount of water in the urine during dehydration, producing urine with a high specific gravity that contains high concentrations of waste products.　　　　　[DeepL]

例7-訳b
He thought that the kidneys reduce the amount of water in the urine during dehydration, producing urine with a high specific gravity that contains high concentrations of waste products.　　　　　[DeepL]

例7はあるパラグラフのトピックセンテンスです。この文にはトピックセンテンスのトピックにあたる「腎臓」はあるのですが、文法的に分析すると「考えた」という行為の主語である「私は」や「私たちは」が書かれていません。日本語ですから、主語がなくても問題がないわけです。

ある日、例7を翻訳ツールに入力すると例7-訳aのようにIt is thoughtという主語を立てた訳文が出たのですが、別の日に再度例7を同じ翻訳ツールに入力したところ突然、例7-訳bの訳文が出ました。

例7-訳bも文法的には問題のない文ですが、例7の訳文としては大いに問題があります。例7には存在しなかったHeが突然主語として出てきているうえに、例7の主語は「彼」ではありませんから誤訳といえます。しかし、英文には必ず主語が必要であるため、翻訳ツールはときどき、このような英訳を行う可能性があります。

訳文を見直す時は、訳文がどのような主語を立てているかを意識的に確認するようにしましょう。

 ## 5 英文の「冠詞」に注意する

日本語には冠詞がなく、英語には冠詞があるということも、日本語と英語の大きな違いです。英語における冠詞は、日本人だけでなく、英語のネイティブスピーカーでない人が完全に使いこなすのは不可能とまでいわれることがある、とても複雑な文法項目です。

冠詞については、冠詞のある／なしは、文法的に正しい／誤っているだけでは判断できない場合があることを知っておきましょう。

たとえば、「腎臓」をa kidneysと表現すると、これは文法的に誤っています。aという不定冠詞は単数名詞にのみつくものなのに、sがついた複数名詞につけてしまっているからです。ですが、a kidney

（不定冠詞＋単数名詞）、the kidney（定冠詞＋単数名詞）、kidneys（無冠詞の複数名詞）、the kidneys（定冠詞＋複数名詞）はすべて文法的にありえる形です。まれにkidneyと、無冠詞＋単数名詞で使用されることすらあります。これらのどれが正しいかどうかは、文法的というよりは文脈的に判断されます。ですから、「a kidneyは正しい表現ですか？」という質問はそもそも成立しません。ネイティブに聞いても英語の先生に聞いても、この質問には「文法的にはありえますよ」としか答えられないのです。この質問を質問として成り立たせるためには、「この文で私は『腎臓』をこういう意味で使っているのですが、その場合a kidneyは正しい表現ですか？」と尋ねる必要があります。

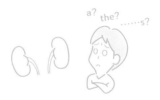

　複雑な文脈の差も、最近の翻訳ツールはかなり正確に訳し分けるようになっているようです。

例8

昔々、あるところにおじいさんとおばあさんがいました。おじいさんは山へ芝刈りに、おばあさんは川へ洗濯に行きました。

例8-訳

Once upon a time, there was a grandfather and a grandmother. The grandfather went to the mountains to mow the lawn and the grandmother went to the river to wash clothes.　　　[DeepL]

例8は、よく英語の授業で冠詞について学ぶ時にも使用される例文です。最初の「おじいさんとおばあさん」は、「ある」おじいさんとおばあさんなので不定冠詞がつき、二回目はすでに特定されたおじいさんとおばあさんなので定冠詞がつく、と習ったのではないでしょうか。翻訳ツールが訳した**例8-訳**ではまさにそのようになっています。ついでにいうと、a time、the mountains、the lawn、the river、clothesのすべての冠詞の使い方（無冠詞の場合も含めて）が文脈に応じたものになっていて見事だと思います。

　明確な文脈をもった日本語を入力してやれば、最近の翻訳ツールはかなり正確な冠詞を使って訳出しますので、絶対とはいえませんが翻訳ツールを信頼してもいいようです。ですが、そうだとしても訳文の冠詞の確認は必ず行うようにしましょう。確認して訳文が正確そうであれば、英語の冠詞の使い方について学ぶことができますし、正確かどうか判断できない場合はその部分について、ネイティブスピーカーや英語の専門家に尋ねてみるといいです（文脈を伝えることを忘れずに！）。

　英語の冠詞が怖いのは、冠詞をもたない日本人には気にならない程度の違いでも、ネイティブスピーカーには冠詞によって確実に伝わってしまうニュアンスがあるということです。英語によるアカデミックライティングを日常的に行わなければいけない皆さんはぜひ、翻訳ツールを利用しながら少しずつでもこのニュアンスを身につけていただければと思います。

コラム❾

英語の冠詞はどうして難しいのか？

　私は普段、大学で英語アカデミックライティングを教えているのですが、ある日、講師室で休んでいると、ネイティブスピーカー教員の2人が言い争いをしている声が聞こえてきました。聞いていると、日本人学生が書いた英文に含まれているある単語に、どの冠詞をつけるのが「文法的に」正しいかについて争っているようです。

　私がその学生のライティングを見せてもらい、「この文は全体としてこういう意味みたい」とその文の文脈について説明すると、2人のネイティブスピーカー教員は「だったら、冠詞はこれだわ」と言って、あっという間に言い争いに決着がつきました。

　ネイティブスピーカーの英語教員でさえ、この2人のように冠詞は「文法的」なものであると勘違いしていることがあるのですが、このような考え方が日本人にとって英語の冠詞をより難しいものにしていると思います。もちろん、冠詞は文法項目ですから、「文法的に」正しいとか誤っているということができる状況も多いです。しかし、冠詞の最終的な正しさ（「正しさ」というよりも「適切さ」といった方がいいかもしれません）を決めるのは文法的な理由ではなく文脈です。文脈を無視して冠詞について議論をしてしまうと、ネイティブスピーカーの間でも意見が分かれることがあります。

　母語に冠詞をもたない日本人の英語学習者としては、「冠詞の感覚」というようなものを徐々に身につけていくしか、冠詞を攻略する方法はありません。これは、ネイティブスピーカーによるライティングを大量に読んでいるとわかってきますので、大学院生や研究者の皆さんは自然に身につけることができるかもしれませんね。ときどきは意識的に「この冠詞はなぜaなのかな？」などと考えてみると、冠詞の感覚が磨かれていきますよ。

（高橋良子）

英語の名詞の「数」に注意する

　日本語では名詞の「数」をほとんど気にせず、たいていは単数で表現します。しかし、英語では名詞が可算名詞／不可算名詞か、可算名詞であれば単数名詞／複数名詞か、を明確に表現する必要があります。❺で説明した冠詞も、名詞が単数か複数かによって変わってきます。

　たとえば、日本語で「腎臓」といった時、文脈に応じて「人体に2つある腎臓の1つ」を意味していることもあれば、「2つの腎臓」を意味していることもあるはずです。日本語では単語としてはこれを区別せず、読み手が文脈から正確な意味を読み取ってくれることを期待するわけですが、英語ではkidneyかkidneysのいずれかを書き手が意志を持って選択しなければいけません。

　名詞の「数」についても、最近の翻訳ツールは文脈に関する十分な情報を入力すれば、かなり正確に訳し分けます。

例9
彼女は筆箱に入っていた鉛筆をなくしてしまった。

例9-訳
She lost a pencil in her pencil box.　　　　　　　　　　[DeepL]

例10
彼女は筆箱に入っていた鉛筆を1本、なくしてしまった。

例10-訳
She lost one of the pencils in her pencil box.　　　　　[DeepL]

例11

彼女は筆箱に入っていた鉛筆をすべてなくしてしまった。

例11-訳

She lost all the pencils in her pencil box. [DeepL]

　例9を翻訳ツールで訳すと**例9-訳**の訳文が得られました。**例9-訳**ではpencilは単数になっています。もちろんこれは文法的に正しい訳文ですが、もし**例9**が「筆箱には複数の鉛筆が入っていて、それらをすべてなくしてしまった」という意味であったとしたら、**例9-訳**は原文の意図を正しく伝えていません。これは翻訳ツールが悪いのではなく、原文が十分な文脈を与えていないことに問題があります。

　そこで**例10**では「鉛筆を1本」と書き、翻訳ツールに入力しました。そうすると**例10-訳**では「鉛筆を1本」がone of the pencilsと訳されました。これは原文の意図を正しく表した訳です。

　さらに**例11**では「鉛筆をすべて」と翻訳ツールに入力してみました。その結果、**例11-訳**では「鉛筆」がpencilsと複数形で訳出されました。これも原文の意図を正しく表現しています。「鉛筆をすべて」となったため、all the pencilsと定冠詞までつきました。

　英語の名詞の「数」については、なるべく文脈を含んだ原文を翻訳ツールに入力し、訳文も注意して確認しましょう。

7 「よい英文」とは何かを考える

　これまで翻訳ツールとの付き合い方を紹介してきましたが、この本を読んでくださっている皆さんの本当の目的は、日本語を英語に「翻訳する」ことではないはずです。

アカデミックライティングを行う時に、まずは母語である日本語で深く考えるけれども、最終的には科学分野の共通言語である英語で表現しなければいけません。ですから、最終プロダクトである英語のライティングが、皆さんがいいたいことを正確に伝えているかどうかが、もっとも重要なことですよね。皆さんは翻訳家ではありませんから、日本語と英語の文が厳密に一致していることを追求する必要はありません。

　翻訳ツールを使うのは、質の高い最終プロダクトを作るための手段にすぎませんから、翻訳ツールに振り回されないようにしましょう。翻訳ツールによる訳文がいいものであればそれを使えばいいのですが、何かが違うように感じたら翻訳ツールの訳文にしばられず、自分の英語で書いてみましょう。翻訳ツールの訳文は参考にすればいいのです。

　翻訳ツールを使ったとしても、「よい訳文」とは何かではなく、皆さんにとっての「よい英文」とは何かを常に考えましょう。文法や語彙に誤りがないことが前提ではありますが、「よい英文」とは、皆さんが本当にいいたいことを過不足なく正確に伝えている英文のことなのです。

8 必要に応じて訳文に加筆修正を行う

　訳文を確認して何か問題があった場合は、ためらうことなく訳文に加筆修正を行いましょう。最初の訳文に少しだけ手を加えれば大丈夫という場合はそうすればいいですし、そうでないなら最初の訳文の面影がまったくないところまで加筆修正してもまったく構わないのです。

　翻訳ツールは、英語で表現しなければならないことに苦しんで、いいたいことを諦めることなく、本当にいいたいことを表現できるようにするためのツールです。

「バックトランスレーション」を行ってみる

　訳文を確認し、必要に応じて加筆修正をした場合、加筆修正をした後の文が自分のいいたいことを本当にいえているかは、どうすればわかるでしょうか。そういう場合、ぜひトライしていただきたいのが**バックトランスレーション（back translation）**です。

　バックトランスレーションとは、訳文の正確さや適切さを確認するための方法で、言語Aで書かれた原文を言語Bに翻訳した訳文を再度、言語Aに翻訳します（図）。その結果が最初の原文とまったく同じである必要はありませんが、原文の意味や意図が維持されているかを確認します。

　図の❶と❹が異なっていた場合は、❷または❸に何らかの問題があったということですので、訳文を再度修正する必要があります。再修正の後、またバックトランスレーションを行います。❶と❹が納得できる程度に一致するまで、このプロセスをくり返します。

　例12は、あるパラグラフのトピックセンテンス、**例12-訳a**は翻訳ツールによる訳文です。**例12-訳b**は、**例12-訳a**を同じ翻訳ツールを使用してバックトランスレーションした結果です。**例12-訳b**は、原文である**例12**とまったく同じではありませんが、文の意味は変わっていませんので、**例12-訳a**の訳文は問題がないだろうと推定することができます。

```
❶ 日本語による原文
        ↓
   (「日→英」翻訳ツール)
        ↓
❷ 英語訳
        ↓
   (必要に応じて修正)
        ↓
❸ 修正された英語訳
        ↓
   (「英→日」翻訳ツール)
        ↓
❹ 日本語
        ↓
   ❶と❹を比較
```

図
バックトランスレーション

例12

腎臓は、脱水時には尿中の水分量を減らし、高濃度の老廃物を含んだ比重の高い尿を作ると考えた。

例12-訳a

It is thought that the kidneys reduce the amount of water in the urine during dehydration, producing urine with a high specific gravity that contains a high concentration of waste products.　　　　　[DeepL]

例12-訳b

私たちは、脱水時に腎臓が尿中の水分量を減らし、老廃物を高濃度に含む比重の高い尿を生成すると考えた。　　　　　[DeepL]

コラム⑩

翻訳ツールや生成型 AI をプレゼンテーションに利用する

　本書では翻訳ツールや生成型 AI をアカデミックライティングに使用する方法について紹介していますが、現在の翻訳ツールや生成型 AI はアカデミックプレゼンテーションの準備に利用することもできます。

　たとえば、一部の翻訳ツール（Google Translate など）はかなり精巧な「読み上げ機能」をもっていますので、発言したい内容を入力すると、ネイティブスピーカーに近い発音やイントネーションで読み上げてくれます。翻訳ツールの読み上げ音声を真似したり、シャドーイングして練習すれば、誰にでも十分理解されるレベルの英語プレゼンテーションが行えるようになります。

　また、一部の翻訳ツール（Google Translate など）には「音声認識機能」もついていますので、プレゼンテーションで話す文を読み上げ、翻訳ツールが正しく認識してくれるかを見ることによって、自分の発音がどれくらい正確かを確認することもできます。私の感覚では、翻訳ツールの音声認識の方がネイティブスピーカーより「厳しい」と感じます。人間は相手がいっていることを理解しようと努力してくれるからでしょうか。翻訳ツールが正しく音声認識するレベルであれば、人間には 100 ％理解されると思います。

　英語でのプレゼンテーションの前に、ネイティブスピーカーの前でリハーサルをしてコメントをもらうという人も多いと思います。それはもちろん効果的な方法ですが、コメントをくれる相手がいなかったり、そのようなリハーサルを行う時間がない場合には、プレゼンテーションの準備に翻訳ツールや生成型 AI を使用することもおすすめです。

（高橋良子）

5-3
生成型 AI との付き合い方

　適切な指示を行えば、論文やレポートをも書いてくれると評判の生成型 AI ですが、皆さんは自分の力でアカデミックライティングを行うためにこの本を手に取ってくださったと思います。しかし、ライティングを行うのが皆さん自身であることは当然であるとしても、質の高い最終プロダクトのために生成型 AI を利用する方法はあります。

　生成型 AI を使用すると、自分が書いた英文、または翻訳ツールを使用して訳出した英文の正確性を確認し、フィードバックを得て、必要に応じて修正を行うことができます。

例13

It is thought that the kidneys <u>reduces</u> the amount of water in the urine during dehydration, <u>produces</u> urine with a high specific gravity that <u>contain</u> a high <u>concentraton</u> of waste products.

[DeepL による訳文に間違いを加えたもの]

　例13は、翻訳ツールが訳出した文に、スペルミスと文法上の間違いを加えたものです（下線部が間違いの部分）。**例13**を生成型 AI の ChatGPT に入力し、以下のような指示を出しました。

「この英文に問題がないか確認してください。」

　これに対し、ChatGPT からは次のような返答がありました。

「提供いただいた英文にいくつかの文法的な誤りがあります。正しい文に修正したバージョンを以下に示します：

> "It is thought that the kidneys reduce the amount of water in the urine during dehydration, producing urine with a high specific gravity that contains a high concentration of waste products."
>
> 修正点：
> 1. "reduces" は単数形でなく、複数形の "reduce" に修正しました。
> 2. "produces" を "producing" に修正して、文の一貫性を保ちました。
> 3. "contain" は複数形でなく、単数形の "contains" に修正しました。
> 4. "concentraton" を "concentration" に修正し、綴りを正しいものにしました。
>
> これで文法的に正しい文になります。」　　　　　　　　　　[ChatGPT]

　誤った部分を正しく書き直した文とともに、修正点も１つ１つ挙げています。修正点の 1. と 3. の「単数形」と「複数形」という表現は、本来は「動詞の単数形」、「動詞の複数形」と説明されるべきです。また、2. の「文の一貫性を保ちました」という説明もよくわかりません。正確には、「"produces" を "producing" に修正することで、"producing" 以下を分詞構文にし、文法的に正しい文にしました。」などと説明するべきでしょう。このように、修正点の説明は不十分だったり不正確だったりするのですが、修正そのものは正しく行われました。

　英文に、より複雑な間違いを加えた場合、生成型 AI が適切な修正ができないこともありましたので、生成型 AI を完全に信頼するのはまだ難しいかもしれません。しかし、スペルミスや文法上の間違いは自分ではなかなか気付けないので、よりよいアカデミックライティングを行うためには、生成型 AI も積極的に使用すればいいと思います。翻訳ツールの訳出だけでなく、自分で書いた英文や、翻訳ツールが訳出した訳文のレジスター（→p.181）などを確認するのも、生成型 AI の効果的な利用方法です。

生成型 AI の時代になぜ文章を書くのか

　生成型 AI の爆発的な進歩の結果、すでに AI が書いたたくさんの文章が巷に溢れており、それらは人が書いた文章と遜色ありません。アメリカで TV 脚本家の仕事が減っているというニュースを見たことがあります。今日の朝刊には、AI が書いたウェブ記事にたくさんの盗用があったと書かれていました。大学生に文章を書く課題を与えると、AI より優れた文章を提出する学生は数％もいません。科学論文の世界では、Materials and Methods を AI に書いてもらっている研究者がいるはずです。科学者がデータを出せば、それを AI が論文にしてくれる時代はすぐそこにきていると感じます。

　書くことの教育効果に議論の余地はありません。本書は、パラグラフライティングが情報を伝えるのに優れているだけでなく、書き手の思考を育てる効果もあることを軸に書かれています。パラグラフライティングで、適切なトピックセンテンスとサポートを積み重ねる作業が、研究への論理的で緻密な理解を可能にすると思います。少なからぬ教員がそう考えて、学生や若手研究者に自分で論文を書くことをすすめるはずです。しかし、最初から AI より上手に書ける若者は少ないでしょう。AI が書いてくれた Discussion の further study に従って実験を行い、データを AI に渡して次の論文を書いてもらうというサイクルに若者が組み込まれれば、数十年後にはアカデミックライティングができる人は激減すると思います。それは、アカデミックに考えられる人の激減を意味します。私は、ライティング教育はとても重要だと考えています。

　ディストピアを夢想している私ですが、そういう世界でも自分で論文を書こうとする研究者は存在し続けるだろうと思います。なぜかというと、ライティングによる業績作りのためではなく、ライティングのもつ教育効果のためでもなく、この世には「書きたい人」がいるからです。書けば、自分の考えを頭の外に出してしげしげと眺めることができます。自分の仕事が世界とどうかかわっているのかを考えて、把握し、次につなげていくことができます。メディアに、昔ながらの方法でお酒を作ったり、農業をしたりする人たちが登場します。彼らはなによりもそうしたいからそうしていると、私は思っています。高い生産性のメリットを理解しつつも、自

分の頭と体で世界に触れ、世界を理解したいという要求があるのです。「書く」という行為もそれに似ています。そもそも知性の起源はそこにあるのではないでしょうか。

（日台智明）

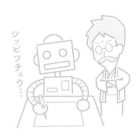

おわりに

　パラグラフライティングを学んで、私が書く文章は大きく変わりました。一番大きな変化はトピックセンテンスを意識するようになったことです。本当に伝えたいことは何か、軸とするべき概念は何かをいつも考えるようになりました。そして、パラグラフのなかでトピックセンテンスのサポート以外のことは書かないように気をつけました。それまでの私は、参考文献で調べたことや自分で考えたことを、すべて詰め込もうとしていたのでした。情報量が多くなるほど情報の整理は難しくなり、わかりにくい文章になるのです。今では、文章を書く時だけでなく、学生への講義の準備をする時や、大学の会議で発言する時も、本当に伝えたいこととそれをサポートするために必要な情報の選択を意識するようになりました。この作業のくり返しは、私の考え方の基盤となりました。私は、パラグラフライティングに感謝しています。

　文章がうまく書けない理由は、人それぞれに違うと思います。私はトピックセンテンスに直接結びつかないことまでサポートに書き込んでいましたが、サポートが足りない人もいるでしょう。学生を指導していると、トピックセンテンスの内容を絞り込めない人もたくさん見かけます。この本を読んで定型的なパラグラフについて知っていただくことで、その人がうまくいっていないポイントがわかれば、きっとわかりやすい文章を書くための糸口がみつかると思います。

　私にとって幸運だったのは大学の同僚にパラグラフライティング指導の専門家である高橋先生がいたことです。彼女にはパラグラフライティングについてたくさん教えてもらいました。そして、パラ